人間 vs. 病気

その出会いと挑戦・克服の物語

安原 治 著

SUNRISE

はじめに

　2019年の12月に中国の武漢で発生した（と思われる）新型コロナウイルス感染症は瞬く間に世界中に広がり、15ヶ月経った現在も終息の兆しを見せていない。人類の歴史は病気との闘いの歴史と言っても過言ではない。その時代時代で、人間は生命を脅かす病気に出会い、原因を解明し、治療法を見つけるために悪戦苦闘を続けてきた。本書は、病気に出会い、その謎に挑戦し、そして今もなお克服への道を探し続けている人間の物語をまとめたものである。

　本書を執筆するにあたって、次の3点に留意した。第一に、代表的な病気をとりあげ、身体のしくみと病気のしくみについて基礎的な知識をわかりやすく伝えること。第二に、病気の研究の歴史をとおして、科学的思考の過程が理解できるように記述すること。第三に、現代の医学の進歩を理解するための科学的基盤となる知識を提供すること。とくに、病気や医学に興味をもち、さらに深く学びたいと考える人のための案内書となるように心がけた。この目的のために、できるだけ多くの関連書籍や映画をとりあげて、紹介するように努めた。

　第1章から第4章までは、臓器別に代表的な病気をとりあげた。ここでは、身体のしくみと病気のしくみに力点を置いて説明している。第5章から第8章までは、免疫のしくみ（第5章）と免疫が関係する病気（感染症とがん）についてまとめた。第9章ではプリオン病をとりあげた。プリオン病は主に脳を冒す病気で、感染症やがんとの類似点が指摘されている。免疫・感染症・がん（第5章〜第8章）と後続の神経精神疾患の章を結ぶ疾患としてここに置いた。第10章から第14章までの主題は、脳のしくみ（第10章）と神経・精神の病気である。終章の第15章では、「未来に向かう医学」と題して、老化研究、再生医療、遺伝子編集について解説した。各章は相互に関連しており、順を追って理解が進むような構成になるように心がけた。しかしながら、それぞれの章は独立しているので、もちろんどの章から読み始めてもらっても構わない。本書が医学への関心を深めるきっかけとなってくれれば幸いである。

　　2021年4月

　　　　　　　　　　　　　　　　　　　　　　　　　安原　治

目　　　次

第1章　胃のしくみと病気

血を吐いた余は土俵の上に仆れた相撲と同じ事であった。自活のために戦う勇気は無論、戦われば死ぬという意識さえ持たなかった。余はただ仰向けに寝て、纔な呼吸を敢てしながら、怖い世間を遠くに見た。

夏目漱石

　明治の文豪、夏目漱石は胃潰瘍で亡くなった。漱石は43歳のときに初めて胃潰瘍で吐血し、その後何回も胃潰瘍を患っている。同年、2回目の吐血のときには、大出血のために静養先の修善寺で一時危篤状態になった（「修善寺の大患」という）。48歳のとき、6回目の胃潰瘍再発で大量に吐血して亡くなった。死後に解剖したところ、胃に孔があいていて（胃穿孔という）、腹膜炎を起こしていた。このように、100年前には胃潰瘍は何回も再発して死に至る病だったのだ。しかし、胃潰瘍は現在では治る病気になっている。では、胃潰瘍はどのようにして治る病気になっていったのだろう。まずは胃の構造と消化吸収のしくみからみていこう。

消化吸収のしくみ
　正面から見ると胃はひょうたんのような形をしている（図1-1）。食道から胃への入り口が噴門、胃から十二指腸に出る出口が幽門だ。右手の側（正面から見て左側）のカーブを小弯、左手の側（向かって右側）のカーブを大弯という。小弯は途中でくびれている。このくびれの部分を胃角（解剖用語では角切痕）とよぶ。胃は食べ物をためておくだけの袋ではない。17世紀の科学者は、胃の中が酸性で消化酵素を含むことを見いだした。胃に入ってきた食べ物は胃の中

で、攪拌され、機械的に消化される。

糖質はまず唾液の酵素、アミラーゼによって分解される。さらに胃の中で攪拌されて十二指腸に送られ、膵液のアミラーゼやその他の分解酵素によってグルコースにまで分解されて、小腸から吸収される。一方、タン

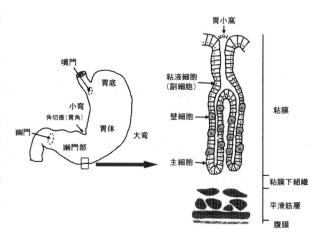

図1-1 胃の区分と胃壁の構造

パク質は、胃の中で胃液の酸（胃酸）やタンパク質分解酵素のペプシンによって分解され、さらに小腸でアミノ酸に分解されて吸収される。吸収されたグルコースやアミノ酸は肝臓に送られる（第2章）。このように胃は攪拌と消化の臓器といえる。

では、胃の中には酸があって、タンパク質分解酵素も働いているのに、胃の粘膜自身が傷害をうけないのはなぜだろう。

オーストラリアで見つかったカエルがその理由を説明してくれる。ジャングルの奥地にオタマジャクシを飲み込んで胃の中で育てるカエルが見つかった。外敵から子供を守る子育てのしくみだ。子供のカエルは親ガエルの胃の中で、粘液にからまって胃酸から保護されていた。胃は胃酸やタンパク質分解酵素とともに、粘液を分泌して自分自身を守っている。

胃酸や消化酵素、粘液はどのように分泌されるのだろう。胃の壁を見てみよう。胃壁は粘膜、粘膜下組織、平滑筋、漿膜（腹膜）の4層からできている（図1-1）。粘膜の表面を観察すると、小さなくぼみ（胃小窩）がある。この一つひとつの胃小窩が胃腺という分泌腺の入り口になっている。この胃腺でいろいろな物質が作られて胃の中に分泌される。胃の粘膜を拡大して観察すると、胃腺の溝の壁には細胞がぎっしりと並んでいる（図1-1）。大型の細胞が壁細胞で、これが胃酸を分泌する細胞である。壁細胞よりも深い場所には主細胞があり、

ペプシノーゲンというタンパク質を分泌する。ペプシノーゲンが胃の中に分泌されて胃酸に出会うと、部分的に分解されてペプシンというタンパク質分解酵素ができる。ペプシノーゲンのように、それ自体は酵素としては働かないが、分解されて酵素ができるようなタンパク質を前駆体タンパク質という。一方、壁細胞よりも浅い部分には粘液分泌細胞（副細胞）があり、粘液を分泌する。厚い粘液の層が表面を覆っているので、胃粘膜は胃酸やペプシンの攻撃から守られている。

　壁細胞は、血液から取り入れた二酸化炭素と水から最終的に水素イオンを産生する。水素イオンと塩素イオンから塩酸ができる。胃酸の実体は塩酸だ。水素イオン（プロトン）を産生する壁細胞のポンプをプロトンポンプという。

　胃酸を含む胃液は常に分泌されているわけではなく、必要に応じてタイミング良く分泌されるように調節されている（図1-2）。すなわち、胃の中に食べ物が入ってくると、胃液の分泌が増え、胃から食べ物が出て行くと胃液の分泌は減少する。どうしてこのような絶妙な調節が可能なのだろうか。食べ物を見たり口に食べ物を入れたりすると、脳から胃に向かって、胃液を分泌するように指令が出る。この指令は迷走神経という神経を通って、神経の末端からアセチルコリンが分泌されることによって胃粘膜に伝わる。次に、胃に食べ物が入ると、胃の粘膜からガストリンやヒスタミンのようなホルモンが分泌され、胃液の分泌が促進される。消化物が胃を出て十二指腸に入ると、もう胃液の分泌は必要ない。そこで、十二指腸から胃液の分泌を抑制する胃抑制ペプチドGIPやセクレチンのようなホルモンが分泌される。このように、胃液分泌は三つの段階で調節されている（図1-2）。

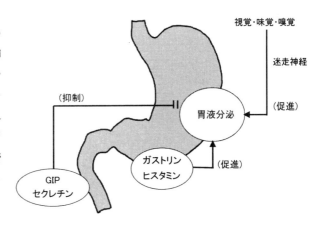

図1-2　胃液の分泌調節

胃炎と胃潰瘍

　胃の代表的な病気には胃炎、胃潰瘍、胃がんなどがあるが、胃液の分泌はこ
れらの胃の病気の発生に深く関わっている。

　鎮痛薬や酒やストレスなどの影響で急激に胃粘膜が傷害されると、胃粘膜の
表面がただれたり、胃粘膜が掘れたりする。表面がただれるだけの病変を急性
胃炎、粘膜が掘れて欠損が生じる場合を胃潰瘍というが、この二つは程度の違
いだけなので、最近では急激に起こる胃粘膜の傷害を総称して「急性胃粘膜病
変 AGML」とよんでいる。一方、胃粘膜のただれた状態が比較的長い時期に
わたって続くと、慢性胃炎とよばれるようになる。慢性胃炎のときには、胃も
たれなどの軽い症状がでることもあるが、全く症状がないこともある。一方、
胃もたれのような軽い症状がつづくような状態を機能性ディスペプシアという。
機能性ディスペプシアでは慢性胃炎のような病変があることも、全く病変がな
いこともある。「慢性胃炎」と「機能性ディスペプシア」は似たような状態を
示す言葉で重なる部分も大きいが、「慢性胃炎」は病変の名前で症状の有無を
問わない、「機能性ディスペプシア」は症状の名前で病変の有無を問わないと
覚えておこう。

　胃潰瘍と十二指腸潰瘍は胃酸による消化が関係しているので、あわせて消化
性潰瘍とよばれることもある。30歳から60歳の男性に多い病気だ。消化性潰瘍
がひどくなると、胃や十二指腸の内腔が狭くなって食べ物の通過が悪くなった
り、大出血を起こしたりする。胃潰瘍が深くなって貫通してしまった状態が胃
穿孔である。また、孔があいても周囲の臓器で孔が塞がることがある。このよ
うな状態を穿通とよぶ。

胃潰瘍の発症機序

　それでは、胃潰瘍はどのようにしてできるのだろう。これまでに主に三つの
説が提唱されてきた。第一の説は血管障害説である。この説によると、動脈硬
化によって胃の血液の流れ（血流）が減少し、栄養不足、酸素不足となった組
織が脱落する。第二の説は胃液消化説だ。胃液によって粘膜が消化されるとす
る説である。これらの説がさらに発展して「天秤説」、すなわち「バランス説」
となった。先に述べたように、胃粘膜は胃酸や消化酵素によって攻撃され、粘
液によって防御されている。この攻撃と防御のバランスが崩れると胃潰瘍にな

るというのがバランス説だ。この説によると、攻撃因子が増加して防御因子を上回ったり、防御因子が低下したりすると潰瘍になる。攻撃因子には胃酸、消化酵素、薬、酒、タバコなどがある。一方、粘液や血流が防御因子となる。ここに、強力な攻撃因子として登場してきたのがピロリ菌である。

ピロリ菌の発見

　ピロリ菌は正式名をヘリコバクター・ピロリといい、棒のような縦長の細菌（桿菌）で、食べ物から感染する。口から入ってきた飲食物によって感染する様式を経口感染という。

「胃の中に細菌がいるのではないか」という考えは19世紀の頃から存在した。イヌや人間の胃の標本にたびたび細菌の存在が観察されてきたからだ。しかし、胃の中の細菌の存在は長い間無視されてきた。胃のような強い酸性の状況で細菌が育つはずがないと多くの人が信じていたからである。標本の中に細菌が観察される場合、死後の胃に細菌が混入した可能性がある。また、標本を作るときに細菌が混じった可能性も否定できない。1954年に、パルマーは「人間の胃には細菌は存在しない」と断定したほどである。

　胃の中の細菌が脚光を浴びるようになったのは、オーストラリアの病理医ロビン・ウォレンと内科医バリー・マーシャルの仕事のおかげである。1979年、王立パース病院の病理医ウォレンはヒトの胃粘膜の標本にラセン状の桿菌を見つけた。前述のように、標本に細菌が存在しても、ただちに病気の発症に関係があると結論することはできない。それでは、どのような条件を満たせば、細菌が病気の原因であると結論できるのだろうか。

　犯罪捜査の場合を例にとってみよう。ある犯行の犯人がAであることを証明するには、どのような条件が必要だろう。まず、Aにアリバイがあってはいけない（犯行を行う機会があった）。第二に現場に証拠が残っている。第三にAに犯行を実行する能力があることを証明しなければならない。これを、化学物質と病気の関係にあてはめると、第一の条件は患者が物質と接触する機会があったこと、第二は物質に接触した証拠があること、第三は物質が病気を引き起こすことが証明できること、となる。例えば、ヒ素中毒であれば、患者がヒ素と接触する機会があり、毛髪からヒ素が検出されればヒ素中毒と判定できる。ヒ素が症状を起こすことはすでに確立している。

　ある病原体が感染症の原因であると結論づけるための条件を、細菌学者のロベルト・コッホが提唱している。第一に、病変から常に細菌が見つからないといけない。第二に、病変から分離した細菌が培養で増えることを証明しなければならない。生きた細菌が病変部に存在するということだ。第三に、動物に細菌を接種すると動物が病気になる。第四に、その病気になった動物から細菌を分離できる。これをコッホの4原則という。ウォレンの発見だけでは、単にコッホの第一原則を満たしているだけである。そこでウォレンはその他の三つの原則を証明するために、研究協力者を探し始めた。

　ここで、ウォレンの研究協力者として登場するのが、王立バース病院の消化器内科研修医だったバリー・マーシャルである。マーシャルはウォレンの下で研究を開始した。何回も細菌の培養に取り組んだが、なかなか成功しなかった。1979年、彼はうまくいかなかった培養皿をそのままにして、イースター休暇をむかえた。1週間の休暇から帰って、失敗と思ってあきらめていた培養皿を捨てようとしたとき、彼は培養皿に菌が生えていることに気がついた。当時、細菌は培養すると2-3日で増殖するものと信じられていた。ピロリ菌は培養に時間がかかる特別な細菌だったのだ。こうして彼は細菌の培養に成功した。これで、コッホの第二原則も証明できたことになる。

　次に、細菌を動物に接種して発病を確認する必要がある。彼は、子ブタに細菌を接種して調べたが、この実験もなかなかうまくいかなかった。次に彼はどうしたか。なんとマーシャルは細菌を自分で飲んで、胃潰瘍になることを証明したのだった。もちろん、彼の胃からは菌が証明された。こうして、コッホの4原則はすべて証明され、この細菌が胃潰瘍の原因であることが証明された。

　この細菌は最初、「ラセン菌」とよばれたが、その後、キャンピロバクター・ピロリデスという名前を経て、最終的にヘリコバクター・ピロリと命名された。

　ところで、ピロリ菌はなぜ、胃酸の中でも生きていられるのだろう。実は、ピロリ菌はウレアーゼという酵素をもっていて、この酵素が尿素を分解してアンモニアを発生させるのだ。アンモニアはアルカリ性なので、胃酸をある程度中和できる。ヒトの免疫系がピロリ菌感染を検出すると、免疫細胞はピロリ菌を攻撃する分子を放出する。この攻撃分子が自分自身の胃粘膜を攻撃してしまうので、胃炎や胃潰瘍が起こると考えられている。また、免疫系は胃粘膜を直接攻撃するだけではなく、胃粘膜の防御機構も低下させる。こうして胃粘膜は

胃酸やペプシンによる攻撃にさらされることになる。さらに、胃潰瘍だけではなく、慢性胃炎のうち、粘膜が萎縮する「萎縮性胃炎」や、胃粘膜が小腸の粘膜に取って代わられる「腸上皮化生」などもピロリ菌が原因と考えられている。

　ピロリ菌は経口感染によって食べ物や飲み水からうつる。子供に感染が起きた場合は、除菌をしない限り生涯ピロリ菌を持ち続けるようになる。一方、大人に感染が起こると、自然消失することが多く、持続感染の状態になることはあまりない。現代社会では80％以上が家族内の感染といわれている。特に母親から子供への感染が重要だ。その他、幼稚園や保育所での集団感染に気をつける必要がある。

　日本人のピロリ菌の感染率を調べてみると、80歳以上の高齢者の感染率が高い。ピロリ菌感染率を国別に比較すると、発展途上国は各年代を通して感染率が高く、先進国では各年代を通して感染率が低い。日本の状況は、若い世代が先進国型、高年層が発展途上国型といえるだろう。おそらく戦後の衛生環境の向上が感染率の低下に大きく貢献していると思われる。ピロリ菌の感染率が年を経てどのように変化しているかを調べると、ピロリ菌保有率が年々減少するとともに、ピロリ菌保有者がどんどん高齢化していることがわかる。今後、さらに高齢者の感染率が低下していくことが予想されている。

胃潰瘍の治療法
　それでは、胃潰瘍を治療するにはどうしたらいいだろう。胃潰瘍は防御因子と攻撃因子のバランスが崩れることによって発生することを思い出してほしい。要するに、防御因子を増強するか、攻撃因子を減らせばいいわけだ。攻撃因子として重要なのは何と言っても胃酸である。したがって胃潰瘍治療の第一の目標は胃酸を減らすことである。先に述べたように、胃液は、迷走神経から分泌されるアセチルコリンや、ガストリンやヒスタミンなどのホルモンによって分泌が増える。また、塩酸は最終的に壁細胞でプロトンポンプによってつくられる。

　最初に登場した薬は、防御因子を増強する粘膜保護薬と胃酸を中和する制酸剤、そしてアセチルコリンに対抗する抗コリン薬だった。制酸剤や抗コリン薬は、一時的に胃酸の効果を弱めるだけで、胃潰瘍治療薬としての効果は乏しかった。次に、ヒスタミンを抑える抗ヒスタミン薬やプロトンポンプを抑えるプロ

トンポンプ阻害薬が登場した。抗ヒスタミン薬とプロトンポンプ阻害薬の登場は、胃潰瘍を「手術しないと治らない病気」から「薬で治る病気」に変えた。さらに、ピロリ菌の発見は胃潰瘍の治療に革命を起こした。すなわち、ピロリ菌の除菌である。除菌すると胃潰瘍の再発は減少する。世界保健機関 WHO はピロリ菌を胃潰瘍の原因の一つと認定し、菌を見つけたら除菌するように勧めている。

胃がんとピロリ菌

　ピロリ菌が関係する病気は胃炎や胃潰瘍だけではない。現在では胃がんの原因とも考えられている。胃がんは50歳から60歳台の男性に好発する。胃がんの罹患率は男性で年々増加しているが、死亡率は逆に減少している。胃がんは老化とともに増えるので、寿命が長くなると患者の数も当然増える。そこで、年齢で補正して寿命の延びによる胃がんの増加の影響を差し引いて調べてみると、死亡率ばかりでなく罹患率も年々減少していることがわかる。診断技術の向上による早期発見とピロリ菌の除菌が行われるようになった結果であろう。

　胃がんは、胃壁のどの深さまで達しているかによって、早期胃がんと進行胃がんに分類される。早期胃がんは粘膜や粘膜下組織にとどまるもの、進行胃がんは平滑筋の層を越えて広がるものと定義されている。さらに、胃がんはその形や広がり具合によって分類される。進行胃がんは1型から4型の四つの型に分類される（ボールマン分類：図1-3）。例えば、ボールマン1型は隆起型、ボールマン4型は塊を作らず粘膜に沿って広がっていくびまん性浸潤型のがんだ。ボールマン4型胃がんは、胃壁全体が硬くなるので、硬がん（スキルス胃がん）ともよばれている。このタイプの胃がんは例外的に若い人に多い型で、とくに悪性度が高く死亡率が高い。

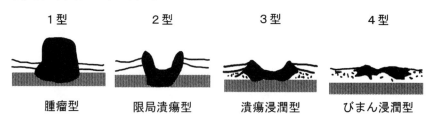

1型	2型	3型	4型
腫瘤型	限局潰瘍型	潰瘍浸潤型	びまん浸潤型

図1-3　進行胃がんのボールマン分類

　進行胃がんになると、出血が起こったり、胃が狭くなって通過障害が起こったりする。また、食欲が低下して体重が減少する。治療ができない状態になると、消耗しきって悪液質と呼ばれる状態になり、最終的に死を迎える。

　進行期の胃がんは胃粘膜から他の臓器に広がる。直接腹膜に浸潤すると、がん性腹膜炎という状態になり腹水がたまる。また、腹膜に沿って広がってから卵巣に転移することもある。一方、がん細胞が血管の中に入ると離れた臓器に転移する。とくに多いのは肝臓への転移だ。リンパ管の中に入るとリンパ節に転移する。左の頸の付け根のリンパ節に転移することがあり、ウィルヒョウ転移とよんでいる。

　それでは、胃がんはどのように発症するのだろう。ピロリ菌の発見以前に、コリアという学者は、正常の粘膜が慢性胃炎の萎縮性胃炎や腸上皮化生を経て胃がんになる経路を提唱した。コリアがこの仮説を提唱したときには、客観的な根拠に乏しかったので、ほとんど注目されることはなかった。しかし、ピロリ菌の発見後、萎縮性胃炎や腸上皮化生の発生にピロリ菌感染が関係していることが明らかになり、この仮説が改めて見直されることになった。

　それでは、ピロリ菌が胃がんの発生に関係している証拠はあるのだろうか。スナネズミを用いた実験がある。発がん物質の投与とピロリ菌感染の併用によってスナネズミに胃がんが発生する。この胃がん発生は除菌によって減少する。現在では、ピロリ菌感染から萎縮性胃炎や腸上皮化生が発生し、早期胃がんを経て進行胃がんになるという道筋が考えられている。

　では、ピロリ菌はどのようにして胃粘膜の細胞をがん化するのだろう。ピロリ菌には、いくつかの型があることがわかっている。東アジアに多いのはS1c型で、それ以外の地域ではS1a型かS1b型が多いとされている。東アジア型（S1c型）が強毒型で胃がんを引き起こしやすいのに対して、ヨーロッパ型は弱毒型だ。この二つの型の違いは、強毒型には針があって、この針からCagAというタンパク質が細胞に注入されることだ。CagAタンパク質は胃粘膜細胞に異常な増殖を起こさせる。増殖細胞はバラバラになってがん化すると考えられている。

　ピロリ菌の除菌によって、潰瘍の再発率も、胃がんの死亡率も大きく減少した。これに伴って最近では肺がんの死亡率が相対的に上昇している。

　さらに、興味深いことがわかってきた。ピロリ菌の除菌による胃がんの減少に伴って、逆流性食道炎や食道がんの割合が増加してきたのだ。通常、細菌が

人体に住み着くにはそれ相応の理由があるはずだ。例えば、腸内細菌は、人間が分解できない植物繊維を分解したり、ビタミンKを産生したり、他の細菌感染を防いだりすることによって、人間とウィンウィンの関係を築き、人間の体に住み着くようになった。それでは、ピロリ菌の場合はどうだろう。ピロリ菌の除菌によって、逆流性食道炎や食道がんが増えるという事実から、ピロリ菌が過剰な胃酸の分泌から食道・胃粘膜を守っている可能性が浮上してきている。本来、厄介者だったはずのピロリ菌が、その効用を認められて胃に住み着くことを許されるようになったと考えると、興味深い。

第1章のまとめ

1）胃は物理的な攪拌と胃酸・消化酵素による化学的な分解によって、食べ物の消化に関係する。
2）胃粘膜は自分自身が分泌する胃酸や消化酵素によって攻撃されるが、粘液を分泌することによって自分を守っている。
3）攻撃因子と防御因子のバランスが崩れると胃炎や胃潰瘍が起こる。
4）攻撃因子としてピロリ菌が重要だ。ピロリ菌は胃がんの発症にも関係する。
5）ピロリ菌の発見によって、胃の病気の治療が一変した。

参考文献

夏目漱石『思い出す事など　私の個人主義　硝子戸の中』講談社文芸文庫　1986
川西政明『新・日本文壇史　第1巻　漱石の死』岩波書店　2016
寺野彰・高橋信一『新ヘリコバクター・ピロリとその除菌法』南江堂　2003
浅香正博『胃の病気とピロリ菌』中公新書　2010
マーチン・J・ブレイザー「潰瘍の背後に潜むピロリ菌」『別冊日経サイエンス221　微生物の驚異』pp. 56-63, 2017
マーチン・J・ブレイザー「ピロリ菌の意外な効用」『別冊日経サイエンス221　微生物の驚異』pp. 64-71, 2017

〔参考資料〕
「NHK スペシャル　驚異の小宇宙　人体　3. 消化吸収の妙～胃・腸～」（DVD）NHK エンタープライズ　2008

第2章　肝臓のしくみと病気

ゼウスは彼をコーカサスの山の岩に鎖でつなぎました。すると禿鷹が来てプロメテウスの肝臓を食いました。けれども肝臓は食われれば食われる後から、新しくまたできました。

ギリシア神話

　手塚治虫の漫画『ブラック・ジャック』の中にこんな話がある。数日後に時効を迎える銀行強盗を、年老いた刑事が車で追いつめている。カーチェイスをしているうちに、二人の車は衝突して、二人とも大怪我を負ってしまう。まず犯人がブラック・ジャックの診療所に運ばれてくる。犯人は肝臓に大きな損傷を負っていて、肝移植が必要な状態だった。そこへ刑事が運ばれてくる。ブラック・ジャックの依頼で、刑事は相手が犯人であるとは気づかないまま、肝臓の提供に同意する。この手術は、現在では普通に行われるようになった「生体肝移植」だ。この手術が可能なのは、肝臓の再生能力が高いからである。肝臓は３分の２を切り取っても、元の大きさに戻ることが知られている。肝臓の高い再生能力は、古代ギリシアの時代から知られていたようだ。ギリシア神話に、禿鷹に肝臓を食べられても生き延びたプロメテウスの話がある。

肝臓の構造と働き

　肝臓は1000gから1500gぐらいの重さがあり、人体の中で最大の臓器だ。日本語には、「肝心（肝腎）かなめ」とか「肝っ玉」というように肝臓が重要な臓器であることを示す言葉がある。また肝臓を表す英語のliver（リバー）やドイツ語のLeber（レーベル）は、それぞれ生命を表すlives（ライブズ）（英語）や

Leben（レーベン）
（ドイツ語）に由来
する。

　肝臓は損傷しても
機能障害がなかなか
起こらない臓器であ
る。損傷を代償する
ような予備能力が高
いので異常があらわ

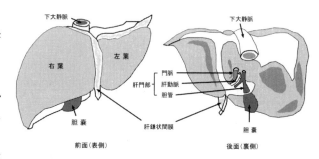

図2-1　肝臓の表と裏

れにくく、しかも損傷を受けてもすぐに再生するからである。したがって、肝
臓は「沈黙の臓器」とよばれることもある。

　肝臓は右側、横隔膜のすぐ下にある。肝臓の裏側下方には胆嚢（たんのう）がぶらさがっ
ている。肝臓の形は正面から見ると三角形だ（図2-1）。腹膜のつづきの肝鎌（かんかま）
状間膜が肝臓の中央部にあり、肝臓を右葉と左葉に分けている。肝臓の裏側を
見ると、3本の管が肝臓の中心部に出入りするところが見える。肝動脈と門脈
と胆管だ。この三つは肝臓の内部でも一緒に走っているので「門脈三つ組」と
よばれている。この三つ組が肝臓に出入りする場所を「肝門部」という（図
2-1）。

　門脈がどのような血管なのか定義しようとすると少しむつかしい。通常の血
管では動脈と静脈の間に毛細血管があり、ここでガス交換が行われる。動脈の
酸素が組織に供給され、組織の二酸化炭素が静脈に回収される。一方、胃腸の
毛細血管と肝臓の毛細血管は少々特殊だ。胃腸から発生した二酸化炭素は静脈
に入るが、このとき小腸から吸収された栄養素も静脈に入り、肝臓に送られる。
この静脈が門脈である（図2-2）。したがって、門脈とは「胃腸の毛細血管と
肝臓の毛細血管をつなぐ静脈」ということができる。肝臓の細胞が必要とする
酸素は肝動脈から供給される。肝動脈は大動脈の枝で、酸素に富んだ動脈血を
肝臓に送る。肝動脈の枝と門脈の枝は肝臓の毛細血管で合流する。すなわち、
肝細胞は肝動脈からの酸素と肝門脈からの栄養素を受け取っている。肝臓から
出てくる血液は肝静脈となって、下大静脈に入り心臓に戻る。それでは肝臓の
内部をくわしくみてみよう。

　肝臓はどの場所で切ってもその断面はほとんど同じだ。ほぼ六角形をした肝

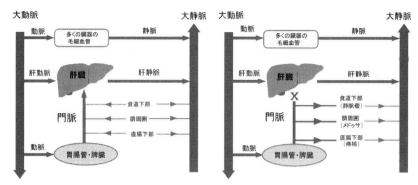

図2-2　門脈と門脈圧亢進症の模式図
左）門脈と側副血行路の構造　右）門脈圧亢進症のときの血行動態
図では食道下部、臍周囲、直腸下部への動脈の分布は省略してある。

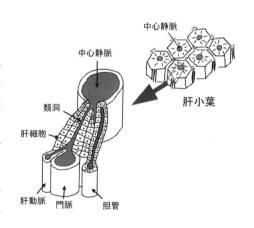

図2-3　肝小葉の構造

小葉という肝細胞の集団が、たくさん集まって肝臓をつくっている（図2-3）。肝小葉の中心にある血管が中心静脈で、1列に並んだ肝細胞が中心から周辺に向かって放射状に並んでいる。六角形の角に先程の三つ組がある。六角形の鉛筆を想像してほしい。中央の芯の部分が中心静脈にあたる。肝細胞の列の間は類洞という細い毛細血管になっている。三つ組のうち、肝動脈と門脈は肝小葉の角の所で合流して、肝細胞の間の毛細血管を流れ、中心静脈に注ぎ込む。この毛細血管を流れる間に、血液と肝細胞の間で物質のやりとりが行われる。例えば、酸素や栄養素は肝細胞に取り込まれ、肝細胞から出る二酸化炭素は血液中に放出される。毛細血管の血液は中心静脈に入り、続いて肝静脈を通って下大静脈、心臓へと戻る。

　一方、肝臓で作られた胆汁は、肝細胞の列の間にある類洞とは別の細管（毛細胆管）を通って、三つ組の胆管に注ぐ。したがって、肝小葉の中では血液の流れる方向と胆汁の流れる方向は逆になる。胆管に入った胆汁はいったん胆囊

に貯えられて、必要に応じて十二指腸に放出される。

それでは肝臓はどのような働きをしているのだろう。大きく四つの機能に分類される。第一に、糖質、タンパク質、脂質、ビタミンの代謝を行う。グルコースは肝臓に取り込まれて全身臓器に供給され、過剰なグルコースはグリコーゲンとして貯蔵される。肝臓に取り込まれたアミノ酸から血漿タンパク質がつくられる。脂肪も肝臓で代謝される。第二に、ビリルビンとコレステロールから胆汁をつくる。ビリルビンは赤血球に含まれるヘモグロビンが分解されてできる。第三に、エネルギーや鉄や赤血球の貯蔵庫として働く。最後に、毒素や使い終わったホルモンを分解する。以上のように、製造工場、胆汁分泌、分解工場、貯蔵庫として働く肝臓は、体の中の「代謝の工場」といってもいいだろう。

肝障害の症状（門脈圧亢進、浮腫、黄疸）

このように肝臓は代謝の工場として働いているので、いろいろな代謝異常で色が変化する。鉄が沈着すると赤い肝臓になる。脂肪肝では黄色の肝臓になる（フォアグラはガチョウやアヒルの脂肪肝だ）。緑色の肝臓は黄疸、すなわちビリルビンが沈着していることを示している。肝臓の機能障害は、血液の流れが障害されて生じる症状（血流障害）と肝臓の代謝機能が障害されて起こる症状（代謝障害）に分けて考えるとわかりやすい。血流障害によって起こる症状が門脈圧亢進症である。一方、代謝障害によって浮腫や黄疸が起こる。

肝臓が病気になると肝臓内の血管が狭くなり、血液が流れにくくなる。高速道路で事故が起こったときのことを想像してほしい。事故の地点に向かう方向には渋滞が起こる。同様に、肝臓内で血液の流れが悪くなると、門脈に渋滞が起こり、圧が高くなる。この状態を「門脈圧亢進症」という。

それでは門脈圧亢進症ではどんな症状があらわれるのだろうか。まず、血管の圧が高くなると、血液の成分は血管から組織の方へ押し出される。こうして組織に水がたまる。このように組織に過剰な水分がたまった状態を浮腫という。さらに浮腫が強くなって、組織が余分な水分を保持できなくなると、腹膜の内部に水が漏れ出すようになる。これが腹水だ。

ところで、門脈系は3ヶ所で大静脈系につながっている（図2-2）。一つは食道の下部。食道下部の静脈血は門脈から肝臓に向かうが、一部は大静脈から心臓に流れ込む。同様に、直腸下部、すなわち肛門のすぐ上の静脈血も門脈に

流れるルートと大静脈に流れ込むルートがある（P.28コラム「座薬が速く効くわけ」参照）。三つ目は臍の周囲だ。ここでも門脈に注ぐ枝と大静脈に注ぐ枝が共存している。

　高速道路が渋滞すると車がバイパスのほうに流れ込むように、門脈圧が亢進すると血液は逃げ道をさがして逆流するようになる。したがって、門脈圧亢進症では、大静脈系とつながっている3ヶ所に血液が流れ込み、その場所の血管が拡張することになる。食道下部の血管が拡張すると食道静脈瘤に、直腸下部の肛門部の血管が拡張すると痔核に、臍の周囲の血管が拡張すると「メドゥサの頭」とよばれる状態になる。メドゥサとはギリシア神話にでてくる恐ろしい顔つきの女性だ。誰でも彼女の顔を見た者は石になったという。元々は美しい少女だったのに、美を競うような行いのために女神から嫌われて、美しかった巻き毛を蛇に変えられた。門脈圧亢進症では、臍周囲の血管が拡張して蛇行する様子がメドゥサの髪の外観によく似ていることからこう呼ばれている。以上のように、門脈圧亢進症では、浮腫や腹水、食道静脈瘤、痔核、メドゥサの頭が出現する。とくに、食道静脈瘤は破裂すると大出血を起こすので、死に直結する危険な状態だ。

　肝臓の大事な機能の一つは血漿タンパク質の合成である。その中でもアルブミンは血液の浸透圧を維持するために重要だ（ナメクジに塩をかけると縮むのは浸透圧のせいだ。また、梅酒や漬物をつくるときにも浸透圧が働いている）。アルブミンが合成されなくなると、血液のアルブミン濃度が低くなり、浸透圧が低下する。そのために、血液中の水分は血管の外に出て組織にたまるようになり、浮腫や腹水の原因となる。

　血液の赤い色はヘモグロビンに含まれる鉄の色だ。赤血球の寿命は120日ほどで、古くなった赤血球は壊される。古くなった赤血球を処理するのはマクロファージ（骨髄や脾臓のマクロファージ、肝臓のクッパー細胞）という細胞（第5章）で、マクロファージによってヘモグロビンが黄緑色のビリルビンに変換される。ビリルビンは肝細胞に運ばれ、胆汁として十二指腸に捨てられる。このとき、コレステロールからつくられた胆汁酸も胆汁と一緒に十二指腸に放出される。胆汁酸は脂肪の吸収に必要である。消化に必要な物質（胆汁酸）とゴミ（ビリルビン）を一緒に混ぜて放出する巧妙なしくみだ。胆管が狭くなったり詰まったりすると、胆汁が流れにくくなって、十二指腸に捨てられなくなる。

流れにくくなった胆汁は溢れ出して血管内に入り込み、全身を黄色く染める。これが「黄疸」である。

　重症の肝障害では、門脈圧亢進症の症状や浮腫や黄疸が起こることを覚えておいてほしい。浮腫の発生には、門脈圧の亢進と低アルブミン血症による浸透圧の低下の両方が関係する。

肝臓の病気

　ここからは肝臓の病気を一つひとつみていくことにする。肝臓病の原因として重要なものは、ウイルス、アルコール、生活習慣、薬の四つだ。ウイルスではとくに肝炎ウイルスが重要だが、これは急性肝炎、慢性肝炎、肝硬変、肝がんなどを起こす。アルコールは急性の肝障害を起こすが、慢性肝炎や肝硬変の原因となることもある。生活習慣で問題になるのは過食、肥満、糖尿病だ。これらの病態では肝臓に脂肪がたまり、脂肪肝という状態になる（非アルコール性脂肪肝）。また、薬は肝臓で分解されるので、肝臓に障害を起こすことがある（薬剤性肝障害）。

　急激に肝臓に炎症が起こる状態を急性肝炎、長期間にわたって障害が続く状態を慢性肝炎、慢性の障害が進んで治らなくなった状態を肝硬変という。肝硬変になると肝細胞の破壊が進み、そのあとが線維に置き換わるので、肝臓全体が石のように硬くなる。

肝炎ウイルスの発見

　肝炎の中で圧倒的に多いのはウイルス性肝炎である。代表的なウイルス性肝炎はA型、B型、C型の三つの肝炎ウイルスによって起こる。肝炎ウイルスの発見の話をする前に、ウイルス発見の歴史を振り返ろう。

　17世紀の半ば、細菌が発見された。その後19世紀末に、顕微鏡では見えない病原体があることがわかってきた。細菌は素焼きの器を通過しないので消毒のために素焼きの器が使われるようになったが、一方、素焼きの器で濾過した水を飲んでも病気になる場合があることが知られるようになった。当初、素焼きの器を通過してしまう小さな病原体なので「濾過性病原体」とよばれた。その後、ラテン語で「毒」を意味する「ウイルス」と呼ばれるようになった。20世紀の半ばになって電子顕微鏡が開発されると、ウイルスを顕微鏡で観察するこ

とができるようになった。

　肝炎を起こす病原体の存在は古代ギリシアの時代から知られていた。古代ギリシアの哲学者、ヒポクラテスはギリシアの一地方で肝炎が流行したことを伝えている。2種類の肝炎ウイルスが発見されたのは第二次世界大戦の頃だ。輸血によってアメリカの兵士に肝炎が流行した。一方、発展途上国では飲料水や食べ物から肝炎が流行した。血液からうつる肝炎ウイルスはB型肝炎ウイルス、口から侵入するウイルスはA型肝炎ウイルスと名づけられた。

　ウイルスの正体がわかるきっかけになったのは、アメリカのバルーク・ブランバーグの発見だった。ブランバーグは病気に関係する血液のタンパク質を探していた。彼はオーストラリア先住民に多いタンパク質、オーストラリア抗原（Au抗原）をみつけた。その後1966年に、オーストラリア抗原が慢性肝炎の患者に多く見つかることが明らかとなった。ブランバーグは最初のうち、遺伝的にオーストラリア抗原を持っている人が慢性肝炎にかかりやすいのではないかと考えた。しかし、この考えは一人の患者の出現でひっくりかえることになる。オーストラリア抗原陰性の患者が劇症肝炎（後述）にかかって抗原陽性となったのだ。この抗原が遺伝的に病気になりやすさを示す遺伝子のタンパク質だとしたら、陽性化したり陰性化したりすることはない。こうして、オーストラリア抗原がウイルス由来のタンパク質であることが明らかとなった。1970年代の初め、B型肝炎ウイルスの遺伝子が同定され、その正体がわかった。オーストラリア抗原は現在ではHBs抗原とよばれている。続いて1973年にはA型肝炎ウイルスが同定された。

　その後、A型でもB型でもない肝炎ウイルスの存在が知られるようになった。血液や血液製剤からB型肝炎ウイルスを除いても輸血後肝炎が減らなかったのだ。ブランバーグの共同研究者だったハーベイ・オルター（米）は、A型でもB型でもない慢性肝炎の患者の血液をチンパンジーに接種して、この肝炎がウイルスによって感染することを示した。この正体不明のウイルスはノンAノンB型肝炎ウイルスとよばれた。以後、このウイルスの同定を巡って、世界中で熾烈な競争が行われるようになった。しかし、患者の血中のウイルス濃度はきわめて低く、同定の試みは難航した。

　1989年、民間の製薬会社カイロン社（米）によってウイルスが同定された。カイロン社のマイケル・ホートン（現、カナダ）は、ノンAノンB型肝炎患者

の血液を接種して感染させたチンパンジーの血液から核酸RNAを抽出し、この核酸からチンパンジーのタンパク質を再現した（P.27コラム「遺伝子の基礎知識」参照）。このタンパク質の集団の中から、ノンAノンB型肝炎患者の血清に含まれる抗体と反応するタンパク質を見つけ、その遺伝子断片を捕まえることに成功した。この新規ウイルスはC型肝炎ウイルスと名づけられた。前章に述べたように、ある微生物が病気の原因であることを証明するためには、もう一つのハードルがある。このウイルスには増殖性や病原性があるのだろうか。言い換えると、実際に肝炎を引き起こす能力があるのだろうか。1997年、チャールズ・ライス（英）は、C型肝炎ウイルスの遺伝子配列の中でウイルスの複製に重要な部分を特定し、チンパンジーの肝臓への投与によって、このウイルスが実際に肝炎を引き起こすことを証明した。こうしてC型肝炎ウイルスの病原性が確定した。2020年、オルター、ホートン、ライスの3人は、「（C型肝炎に）効果的な治療法と輸血スクリーニングへの扉を開き、世界各地で数百万人の命を救った」功績により、ノーベル医学生理学賞を受賞した。

日本における薬害肝炎訴訟

アメリカでは、ノンAノンB型とよばれていた段階で、血液製剤の認可が取り消された。しかし、日本ではそのまま使用が続けられ、1989年頃まで使われ続けた。この期間に輸血や血液製剤の輸注でC型肝炎にかかった人が多数いて、国と製薬会社に対して訴えを起こした。これが薬害肝炎訴訟である。とくに、妊婦の出血に対して、止血のためにフィブリノゲン製剤が多く使われたので、出産後に肝炎になった人が多かった。その多くは、知らないうちに肝硬変や肝細胞がんに移行してしまったのだ。C型肝炎ウイルスは「サイレントキラー」とよばれるようになり恐れられた。ようやく2017年に和解が成立した。

ウイルス性肝炎

ウイルスは核酸とタンパク質からなる。遺伝情報を担う因子を遺伝子といい、生物が持つ全ての遺伝情報をゲノムという（P.29コラム「遺伝子の基礎知識」参照）。ウイルスのゲノム遺伝子はDNAかRNAのどちらかである（第6章）。A型肝炎ウイルスとC型肝炎ウイルスは、核酸としてRNAをもつRNAウイルスである。B型肝炎ウイルスはDNAウイルスである。A型肝炎ウイルスが

もっぱら飲料水や食べ物によって口から入ってくるのに対して（経口感染）、B型肝炎ウイルスとC型肝炎ウイルスは血液やその他の体液から入ってくる（血液感染）。

　急性肝炎にかかると、全身倦怠感、黄疸、食欲低下、発熱などの症状が起こる。

　A型肝炎は急性肝炎を起こすが、自然に治ることが多く、慢性化することはほとんどない。突発的に地域に集団発生することがあるので、「流行性肝炎」「伝染性肝炎」ともよばれる。

　B型肝炎は輸血や性交渉で感染する（血清肝炎、輸血後肝炎）。急性肝炎を起こすが、一部の例では慢性化して慢性肝炎になったり、さらに肝硬変に移行したりすることもある。また、肝がんになることもある。時にはウイルスを持った母親から胎盤を通って子供にウイルスが移行することがある。このような子供はキャリアーとよばれ、発症すると軽い急性肝炎の症状を起こすが、その後慢性化しやすく、肝硬変から肝がんに移行することもある。

　C型肝炎の特徴は何と言っても慢性化しやすいことだ。70%以上の例で慢性化し、高い確率で肝硬変や肝がんになる。C型肝炎ウイルスに感染すると階段状に症状が悪化していく。

　日本人、ウクライナ人、アメリカ人のC型肝炎感染率の年次変化を比較すると、日本人では80歳以上の世代にC型肝炎ウイルスの抗体を持っている人が多いのに対して、アメリカ人では60歳から70歳台に、ウクライナ人では50歳から60歳台に多い。これは何を意味しているのだろうか。日本人の場合、太平洋戦争中に若かった世代に多く、アメリカ人ではベトナム戦争、ウクライナ人ではソ連のアフガニスタン侵攻に関係していると考えられている。不衛生な状態で行われた輸血や献血で広がった可能性が指摘されている。日本では、1968年に献血制度がスタートし、1992年から献血時にC型肝炎ウイルスのチェックが義務づけられるようになった。それ以後、C型肝炎ウイルスの発症は激減している。

　急性肝炎の中で急激に症状が悪化して死亡率が高い病型がある。これを「劇症肝炎」という。「発症後8週間以内に高度の肝機能障害を起こし、昏睡や出血を起こす肝炎」と定義されている。10日以内に死亡することも少なくない。原因の40%がB型肝炎で、10%がA型肝炎だ。したがって、約半数がウイル

ス肝炎によって起こることになる。

　炎症が長期間続くと慢性肝炎になるが、その原因の80％前後はＣ型肝炎、15％前後はＢ型肝炎だ。ほとんどがウイルス性肝炎ということになる。

肝硬変

　肝臓は再生しやすい臓器だが、肝障害が進むと再生できない状態になる。このように元に戻らない、非可逆的な肝障害の状態を「肝硬変」という。肝硬変の原因は65％がＣ型肝炎、15％がＢ型肝炎だ。肝細胞が死んだあと、その隙間を線維が埋めていくが、肝硬変とはこの線維化が進んで肝臓が硬くなった状態だ。

　腹腔（ふっくう）の中にカメラを入れて肝臓の表面を観察することができる。この腹腔鏡で観察したり、死後の解剖で肝臓を取り出してみたりすると、肝硬変の肝臓の表面はでこぼこで石のように硬くなっている。肝臓の断面を顕微鏡で観察すると、正常の肝小葉の構造は完全に壊れていて、多数の線維が新しい区画を作っている様子が観察される。この一つひとつの区画を偽の肝小葉、すなわち「偽小葉」とよんでいる。

　肝臓は予備能と再生能が強いので「沈黙の臓器」とよばれていることはすでに説明した。したがって、肝硬変になっても初期のうちはあまり症状が出ない。症状が出ない時期を代償期という。しかし、傷害が進むと、残った肝細胞だけでは正常の機能が維持できなくなり、様々な症状があらわれてくる。この時期を非代償期という。

　ここで肝臓の機能を復習しておこう。肝蔵が関係する四つの機能は、1）糖質・タンパク質・脂質の代謝、2）胆汁の産生、3）毒素やホルモンの分解、4）鉄や血液の貯蔵、だった。肝硬変の非代償期にはこの四つの機能が障害されて様々な症状が出る。例えば、アルブミンの合成障害による浮腫や腹水、ビリルビン代謝障害による黄疸、門脈圧亢進症による諸症状などである。

　そればかりではない。血液の凝固に必要な凝固因子が不足するようになると、血が固まりにくくなって出血しやすくなる。女性ホルモンのエストロゲンは血管を拡張する作用がある。肝硬変でエストロゲンが分解されなくなると、過剰になったエストロゲンの影響で、男性の乳房が大きくなり（女性化乳房）、血管拡張によってクモ状血管腫や手掌紅斑（しゅしょうこうはん）が起こる。クモ状血管腫とは皮膚の

小さな血管が拡張してクモの糸が張ったように見える病変だ。手掌紅斑では手
のひらが赤くなる。

　また、タンパク質が処理されてできるアンモニアは有毒なので、肝臓ですみ
やかに分解され尿素に変換される。肝硬変ではアンモニアが分解されなくなっ
て高アンモニア血症になり、これが脳症を起こす。「肝性脳症」とよばれる病
態で、患者は昏睡に陥る。鉄や血液の貯蔵もできなくなるので貧血が進む。

　このように、肝硬変が進んで非代償期になると、浮腫、腹水、黄疸、手掌紅
斑、クモ状血管腫、肝性脳症、門脈圧亢進症、貧血など多彩な症状が現れる。
最終的には、低栄養が進んで、肝性脳症や食道静脈瘤破裂などの状態になって、
死を迎える。

肝がん

　肝がんは、肝臓の細胞から発生する原発性肝がんと他の場所にできるがんが
肝臓に転移する転移性肝がんに分類できる。さらに原発性肝がんは肝細胞から
発生する肝細胞がんと肝臓内の胆管細胞から発生する肝内胆管がんに分類され
る。

　肝細胞がんの原因の75％はＣ型肝炎ウイルス、15％はＢ型肝炎ウイルスだ。
両方を足すと、90％がウイルス性肝炎から肝硬変を経て、肝がんになることに
なる。

　肝炎ウイルスに感染すると、一部の例で急性肝炎から慢性肝炎に移行する。
さらに炎症と再生を繰り返しているうちに線維化が進み、肝硬変になる。肝硬
変は肝臓全体に広がるので、肝臓内の多くの場所から肝がんが多発することが
ある。肝がんによる死亡率は2000年前後まで急激に増えていたが、それ以降、
徐々に減少している。肝炎ウイルス対策が進んだためと思われる。

　いろいろな場所にできるがんが肝臓に転移して、転移性肝がんとなる。大腸
がんや胃がん、膵臓がんなどの消化器のがんは門脈を通って肝臓に転移する。
また、肺がんや乳がんなどは静脈から心臓を通って肝動脈を経由して、肝臓に
転移する。

肝臓病の予防と治療

　ウイルス性肝炎に対する薬物治療が急速に発展している。Ｃ型肝炎では、ウ

イルスがつくるタンパク質の機能を止める薬が開発され、インターフェロンと併用することにより、95％の例でウイルスが排除できるようになった。この種の薬の一つにハーボニーがある（2017年、偽薬が出回って社会問題になった）。一方、B型肝炎では核酸アナログ薬という種類の薬が使われるようになった。ウイルスの核酸に似た構造をしているので、ウイルスの増殖が邪魔されて新しいウイルスができにくくなる。この薬ではウイルスを排除することはできないが、ウイルスの増殖を止めることによって肝炎の増悪を防ぎ、回復を早める。このようにウイルス性肝炎の薬物治療が進み、アルコール対策も進んできたことから、現在では非アルコール性脂肪肝の割合が増加している。

　肝がんの治療法は大きく四つに分類できる。まず、可能であれば外科的にがん組織を手術で取り除く。第二に体の表面から肝がん組織にダメージを与える方法がある。電極を挿入してラジオ波で焼く方法やエタノールをがん組織に注入する方法などが発展してきた。第三の方法は、挿入した動脈カテーテルから肝動脈を詰まらせるような物質を投与することによって、肝がんへの血液を遮断する方法である。そして、最終的には肝移植である。今後さらに再生医療を用いた治療法が開発されていくものと思われる。

　それでは、肝臓病を予防するためにどんな注意が必要だろうか。A型肝炎は経口感染なので、飲料水や食べ物にとくに注意する必要がある。B型肝炎とC型肝炎は血液を介してうつるので、肝炎患者と接触する機会があれば、感染予防対策を厳重にする必要がある。肝硬変になると治療法がないので、とくに栄養に気をつけることが重要だ。また、酒や肥満は脂肪肝の原因になるので、日頃から多飲、過食にならないように気をつける必要があるだろう。

コラム　座薬が速く効くわけ

　幼児が発熱すると肛門から解熱薬を座薬として挿入することが多い。口から飲めないこともあるが、座薬の方が速く効くからでもある。では、口から飲む薬よりも座薬のほうが速く効くのはなぜだろう。答えは門脈にある。口から飲んだ薬は、小腸から吸収されて門脈を通って肝臓に送られ、肝臓で代謝を受けてから大静脈に入る。一方、座薬は直腸粘膜から吸収されて門脈を経由せずに大静脈に入ることができる。肝臓を経由しないので速く組織まで運ばれて効果を発揮できるのだ。

コラム　遺伝子の基礎知識

　現代の医学では、病気の成り立ちを理解する上で、遺伝子の知識は必須のものとなっている。ここで遺伝子の基礎知識をまとめておこう。

　遺伝情報を担う遺伝子の本体はデオキシリボ核酸 DNA やリボ核酸 RNA などの核酸である。DNA や RNA などの核酸は、ヌクレオチドと呼ばれる構成単位がつながって鎖状になっていて、それぞれのヌクレオチドは塩基を一つずつ持っている。ヒトの遺伝子では DNA の鎖が 2 重らせん構造をとっている。DNA の塩基はアデニン A、グアニン G、チミン T、シトシン C の 4 種類で、2 重らせん構造の中で、A はもう一方の鎖の T と、G は C と特異的に結合する（図2-4）。した

がって、一方の鎖の塩基配列が決まると、相手方の鎖の塩基配列も決まってしまう。この鍵と鍵穴の関係を「相補性」という。

　体細胞分裂のときには、DNA は 2 本の鎖がジッパーを開けるように分かれて、それぞれの鎖に相補性の鎖ができる。この過程を複製という。こうして、同じ遺伝情報が次世代の細胞にも受け継がれる。

　一方、遺伝子の塩基配列はタンパク質をつくる暗号になって

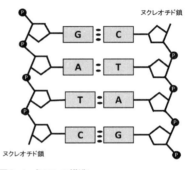

図2-4　DNA の構造
4種類の塩基のうち、アデニン A とチミン T、グアニン G とシトシン C が結合する。塩基間の楕円は水素結合を、P はリン酸を示す。

いる。遺伝子からタンパク質が合成されるとき、遺伝子の暗号は中間メッセージのメッセンジャー RNA（mRNA）に転写される。RNA は塩基として A、G、C と、チミンの代わりのウラシル U をもつ。核で DNA の一方の鎖から相補的な mRNA がつくられ、合成された mRNA は核から細胞質のリボソームに移行する。mRNA の情報はリボソームでタンパク質に翻訳される。mRNA の三つの塩基（コドン）に対応する相補的な塩基配列（アンチコドン）をもつトランスファー RNA（tRNA）が mRNA に結合する。tRNA はその 3 塩基（アンチコドン）によって指定される一つのアミノ酸を運んでくる。こうしてアミノ酸は鎖状につながってタンパク質となる。ほとんどの生物で、情報は DNA、RNA、タンパク質の順に伝達される。フランシス・クリックはこの基本原則を「セントラル・ドグマ」と呼んだ。第 3 章で述べるように、DNA の塩基配列を決定する方法はイギリスのフレデリック・サンガーによって確立された。

　DNA の発見と遺伝子研究の展開の物語はワトソン『二重らせん』、マドッ

クス『ダークレディと呼ばれて』、ジャドソン『分子生物学の夜明け』、ムカジー
『遺伝子』などに生き生きと描かれている。

第2章のまとめ

1）小腸で吸収された栄養素は門脈を通って肝臓に運ばれる。
2）肝臓は代謝の工場として、栄養の分解・貯蔵、毒素やホルモンの分解、胆
汁の産生、鉄や血液の貯蔵などに働く。
3）肝臓が障害されると、全身倦怠感、黄疸、貧血、浮腫、門脈圧亢進などの
症状が起こる。
4）肝臓の病気には肝炎、肝硬変、肝がんなどがあり、B型肝炎ウイルスやC
型肝炎ウイルが原因として重要だ。

参考文献

ブルフィンチ（野上弥生子訳）『ギリシア・ローマ神話』岩波文庫　1978
手塚治虫「奇妙な関係」『ブラック・ジャック3』秋田文庫　1993
伊藤精介『沈黙の殺人者　C型肝炎』小学館　2000
岩澤倫彦『薬害C型肝炎　女たちの闘い』小学館文庫　2008
The Nobel Assembly at Karolinska Institute, Press release (2020-10-05)：The Nobel Prize
　　in Physiology or Medicine 2020.

［遺伝子に関する参考図書］

ジェームズ・D・ワトソン（江上不二夫、中村桂子訳）『二重らせん』講談社
ブレンダ・マドックス（福岡伸一、鹿田昌美訳）『ダークレディと呼ばれて　二重らせん発見
　　とロザリンド・フランクリンの真実』化学同人
H.F. ジャドソン（野田春彦訳）『分子生物学の夜明け（上・下）』東京化学同人
シッダールタ・ムカジー（仲野徹監修、田中文訳）『遺伝子　親密なる人類史（上・下）』早川
　　書房　2018

第3章　インスリンと糖尿病

摂政がおっしゃって云ったことには、「去る三月から、頻りに饗水を飲んでいる。
特に近日、昼夜、多く飲む。口が乾き、無力である。……」
　　　　　　　藤原実資（倉本一宏訳）『小右記』より

　平安時代の藤原実資の日記『小右記』に、時の関白太政大臣、藤原道長が飲
水病であったという記述がある。道長は、「喉が渇いて水をたくさん飲む」よ
うになり、「体が痩せて体力が衰え」、「視力が弱くなった」。この飲水病の症状
は糖尿病の症状そのものである。本邦における最初の糖尿病の記録と考えられ
ている。

　糖尿病の患者数は年々増加している。1980年、世界で成人人口の4.7％にあ
たる1億800万人が糖尿病だったのに対して、2014年には糖尿病の患者数は
4億2200万人（成人人口の8.5％）と大幅に増加している。とくに低所得の発展
途上国で、富裕層の増加に伴って急増している。

　日本人の死因統計（厚生労働省2018）によると、糖尿病は第14位にランクさ
れているが、第2位の心疾患や第4位の脳血管障害の基盤に糖尿病があること
を考えると、死因としての実質的な重要性はかなり高いといえる。また、最近
では、がん（死因第1位）やアルツハイマー病（死因第12位）、そして老化その
ものにも糖尿病が関係していることが明らかとなっている（ちなみに老衰が死
因の第3位にランクされている）。糖尿病対策は今や世界規模の重要な医学的
課題となっている。

血糖調節

　人間が生きていくには水と酸素とエネルギーが必要だ。エネルギー源として一番重要なのはグルコースである。グルコースが細胞で分解されて発生する多量のエネルギーはATPという形で蓄えられる。エネルギー源は少なすぎても、多すぎてもいけないので、血中のグルコース濃度、すなわち血糖値は一定の範囲に維持されている。

　糖質はデンプンなどの多糖類として口から摂取されて、唾液のアミラーゼや膵臓から十二指腸に放出されるアミラーゼによって小腸で二糖類になる（第1章）。小腸には二糖類を単糖類に分解する酵素があって、その作用で最終的にグルコースなどの単糖類ができる。2分子のグルコースからなる二糖類はマルトースだが、これを分解する酵素がマルターゼ（αグルコシダーゼ）である。こうしてできたグルコースとその他の単糖類は小腸から吸収される。吸収されたグルコースは門脈を通って肝臓に運ばれる。さらに肝臓から肝静脈を通って全身に運ばれて利用される（第2章）。

　糖質の不足分は食事から補給され、過剰分は肝臓でグリコーゲンとして貯えられる。グルコースの血中濃度、すなわち血糖値は体の機能の維持にとくに重要だ。人体にとっては高血糖も低血糖もともに危険なので、血糖値は適正な範囲に保たれるように調節されている。このように体内の環境を一定の適正範囲に保つ働きを恒常性の維持（ホメオスタシス）という。一般にホメオスタシスには自律神経系とホルモンの働きが重要だが、血糖調節の主役はホルモンである。ホルモンは血管内に放出されると、血流に乗って全身をめぐる。受容体に出会うと結合して、その細胞に働くように指示を送る。

　食事が体内に入ってくると、膵臓からインスリンが分泌される。インスリンは肝細胞、脂肪細胞、筋細胞によるグルコースの取り込みを増やし、グルコースの利用を促進する。また、肝臓と筋肉ではグルコースからグリコーゲンの合成を促進する。結果的に血糖値は低下する。インスリンの分泌には主に三つのメカニズムが働く（図3-1）。1）迷走神経による刺激、2）グルコースによる直接の刺激、3）消化管ホルモンによる刺激である。迷走神経が刺激されると膵臓からインスリンが分泌される。迷走神経は胃液の分泌を促して消化を助ける（第1章）とともに、血液中に入ってくるグルコースに対して準備するように指令を出す。血糖調節にとって最も重要なのは、小腸から吸収されたグルコー

スが直接膵臓を刺激してインスリンを分泌させるしくみである。また、栄養素が腸管に入ってくると、小腸や大腸の細胞からインクレチンが分泌され、膵臓を刺激してインスリンの分泌を促進する。インクレチンとはインスリン分泌を促進する消化管ホルモンの総

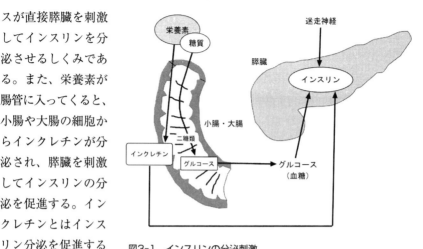

図3-1　インスリンの分泌刺激

称で、小腸から分泌される胃抑制ペプチド（GIP）と大腸から分泌されるグルカゴン様ペプチド１（GLP1）の二つが知られている。胃抑制ペプチド（GIP）は胃液の分泌を抑制する（第１章）とともに、インスリンの分泌を促して血中のグルコース濃度上昇に備えている。

　このように食事を食べたときには、様々なメカニズムによってインスリンの分泌が刺激されるが、高血糖の場合にもインスリンが分泌されて血糖値を下げるように働く。一方、血糖値が下がったとき、すなわち低血糖の時には、複数のホルモンが働いて血糖値を上げようとする。血糖値を上げるホルモンには、成長ホルモン、副腎皮質ホルモン（糖質コルチコイド）、アドレナリン、グルカゴンなどがある。血糖値を上げるホルモンは多数あるのに、血糖値を下げるホルモンはインスリンだけであることに注目してほしい。なぜだろう。

　人類の歴史は飢餓との闘いだった。人類のこれまでの歴史を24時間で表すと、飽食の時代は直近の数分に相当する。飢餓の時代には血糖値を上げる必要はあっても下げる必要はなかったのだ。したがって人間の体は多数のホルモンを動員して血糖値を維持する必要があったが、血糖値を下げるホルモンはインスリンだけで充分だったのだろうと考えられている。糖尿病は現代の生活が生んだ時代病といえる。

　インスリンの働きが悪くなると血糖値が上昇して糖尿病になる。血糖値があ

る一定の値よりも高くなると、尿にグルコースが排出されて尿糖が検出されるようになる。これが糖尿病の名前の由来である。ところで、グルコースの尿への排出はどのような機序によるのだろうか。腎臓の糸球体ではいろいろな成分がいったん濾過される。その後、尿細管で必要な成分が再吸収されたり不要な成分が分泌されたりして、最終的に濃縮されて尿となって排出される。グルコースは糸球体で濾過されたあと、尿細管で全部が再吸収される。したがって、通常は尿にグルコースは含まれない。しかし、グルコースの再吸収には限界があるので、血糖値がある程度以上高くなると、再吸収できなくなったグルコースがそのまま尿中に排出される。もし、腎臓の尿細管に障害があって、グルコースの再吸収がうまくいかないとしたらどうだろう。その場合には、血糖値が高くなくても尿にグルコースが含まれることになる。この状態を糖尿病と区別して、腎性糖尿とよんでいる。

糖尿病の歴史

　人類の歴史の中で、糖尿病の存在はいつ頃から知られていたのだろうか。紀元前15世紀のエジプトのパピルスに「多尿を駆逐する医薬」に関する記録があり、これが最も古い糖尿病の記載のようだ。冒頭に述べたように、日本では、平安時代の藤原道長の例が知られている。

　糖尿病は英語で Diabetes mellitus（ディアベテス・メリトゥス）というが、ディアベテスとは「サイフォン」の意味で、尿がたくさん出ることを示している。メリトゥスは「蜜の甘さ」を表している。2世紀頃の学者、アレタニウスは糖尿病患者の尿が多いことに気がついて、この病気をディアベテスとよんだ。また17世紀の学者、トーマス・ウィリスは糖尿病患者の尿をなめて、甘いことに気づいた。こうして「糖尿病」（ディアベテス・メリトゥス）の名前が定着するようになった。

　糖尿病の医学的な解明は19世紀に始まった。単純な好奇心から、ミンコフスキーとメーリングは膵臓を摘出したイヌが生きていけるかどうか実験で確かめることにした。その結果、膵臓を摘出したイヌは致命的な糖尿病になった。こうして、糖尿病の原因が膵臓の障害によることが明らかになった。1889年のことだ。

　この20年前の1869年に、オーストリアの解剖学者ランゲルハンスが、アミラー

ぜなどの消化酵素をつくる膵臓の中に、特別の細胞集団が島のような塊をつくっていることを発見した。この細胞集団はその後「ランゲルハンス島」という名前でよばれるようになる。世界で一番小さい島だ。ミンコフスキーの発見の2年後の1991年には、糖尿病患者のランゲルハンス島が小さくなっていることが報告された。ここに至って、糖尿病の原因は、膵臓のランゲルハンス島の傷害にあると考えられるようになった。ランゲルハンス島に含まれる何らかの物質が欠乏すると糖尿病が発症するのだろう。こうして世界中の研究者がランゲルハンス島の未知の物質の探求に乗り出した。

　しかし、糖尿病の原因物質の分離はなかなかうまくいかなかった。膵臓からタンパク質を分離するためには、まず膵臓の組織をすりつぶして、その組織抽出液からタンパク質を精製する必要がある。第1章で述べたように、膵臓は消化酵素を分泌する外分泌器官である。小腸に分泌される消化酵素の中には、タンパク質分解酵素が多く含まれている。結論からいうと、糖尿病の原因タンパク質の抽出が困難だった理由の一つは、タンパク質分解酵素によって分解されてしまうことにあった。

　ここで、カナダの若き外科医・バンティングと医学生・ベストが登場する。バンティングはトロントの郊外で開業医として働いていたが、後の診療所はあまり流行らず暇だったので、トロント大学の図書館に入り浸って論文を読みふけるようになった。そこで、糖尿病の原因物質がなかなか抽出できないことを知った。研究に関しては全くの素人であったにも関わらず、バンティングは成功を確信して、生理学教室のマクラウド教授に頼み込んで、実験室とイヌを借りて研究にとりかかった。医学生のベストが研究に加わった。二人は、膵臓の管を縛って外分泌部の機能を消失させてから、膵臓を取り出し、タンパク質を抽出した。膵臓を摘出して糖尿病にしたイヌにこの抽出液を注射して、糖尿病を改善させるタンパク質を探した。彼らの実験ノートには、抽出したタンパク質を注射するたびに、イヌの血糖値が下がる様子が記録されている。こうして彼らは糖尿病を改善させる因子の分離に成功し、アイレチン（英語で「島」を表す「アイレット」から）と名づけた。その後、教授の勧めもあって、インスリン（ラテン語で「島」を表す「インスラ」から）という名前に変更している。

　インスリン発見前の糖尿病患者は悲惨な状況にあった。とくに小児糖尿病患者の死亡率は高く、平均余命は11ヶ月だった。診断を受けることは1年も生

きられないことを意味し、ほとんど死の宣告と同じだった。この時代に糖尿病
治療の第一人者として活躍したのがアレン医師で、彼は徹底的な飢餓療法を推
進した。「アレンの時代」とよばれている。アレンの治療は平均余命を1年間
延長した。治療を受けた子供は、食べる喜びを奪われ、がりがりにやせた。そ
れでもアレン医師は「寿命が少しでも延ばせれば、その間に奇跡が起こって特
効薬が開発されるかもしれない」という信念を持って治療をおし進めた。そし
て、ついに奇跡は起こった！　インスリンは子供の糖尿病患者に投与され大成
功をおさめた。

　この功績により、バンティングとマクラウド教授は後にノーベル賞を受賞し
た。マクラウド教授の受賞に納得がいかないバンティングはベストと賞金を分
かち合い、マクラウド教授はインスリンの精製に功績のあったコリップと賞金
を分け合った。その後、バンティングとマクラウドは反目し、敵対するように
なる。

　インスリンのアミノ酸配列は1978年、イギリスのフレデリック・サンガーに
よって決定された。ちなみにサンガーは後に遺伝子の塩基配列を決定する方法
を発見し、ノーベル賞を2回受賞している（P.29コラム「遺伝子の基礎知識」
参照）。

　その後、膵臓のランゲルハンス島から血糖値を上げるホルモンであるグルカ
ゴンも発見された。インスリンはランゲルハンス島のB細胞から分泌されて、
グルコースの細胞への取り込みとグリコーゲンの合成を促進するので、結果的
に血糖値を低下させる。一方、グルカゴンはランゲルハンス島のA細胞から
分泌されて、インスリンとは反対に、グリコーゲンの分解を促進し、細胞から
のグルコースの放出を促進するので、結果的に血糖値を上昇させる。

糖尿病の分類

　糖尿病は「インスリンの作用の不足によって高血糖になる病気」と定義され、
高血糖に伴う症状や合併症があらわれる。誘因の違いによって1型と2型の二
つに分類できる。しかし、その他にも、原因が別にあって高血糖になる場合や、
妊娠によって引き起こされる妊娠糖尿病などがある。ここでは1型と2型にし
ぼって説明する。

　1型糖尿病では自己免疫やウイルス感染などの原因によってランゲルハンス

島が破壊されて、インスリンが絶対的に不足する。インスリンが不足するので高血糖になり、しかも細胞はグルコースを利用できない。10歳台の若い人に多い。

　これに対して2型糖尿病ではインスリンの不足は相対的である。どういうことかというと、インスリンの分泌量が少なくなったり、細胞のほうに問題があってインスリンがうまく効かなかったりする状態である。インスリンがうまく働かないことをインスリン抵抗性という。2型糖尿病では、糖尿病になりやすい遺伝的体質をもった人に、感染症、手術、加齢、過食、ストレス、飲酒、肥満、運動不足などの環境要因が加わって発症する。したがって、2型糖尿病は生活習慣病の一つで中高年に多い。

　インスリン効果に影響する物質には、脂肪細胞から分泌されるアディポネクチンと免疫細胞から分泌される TNFα がある。アディポネクチンはインスリンの効果を増強し、TNFα はインスリンの効果を弱める。肥満ではアディポネクチンの働きが低下して TNFα が過剰に働くので、インスリンが効きにくい状態になる。

　1型と2型の違いをまとめる。1）1型は若い人に多いのに対して、2型は中高年に多い、2）1型は急激に起こるが、2型はゆっくり起こる、3）インスリンの分泌は1型では絶対的に不足するが、2型では分泌が減少する（したがって、1型の治療にはインスリンが絶対的に必要だが、2型では必ずしも必要ではない）、4）遺伝的な影響は1型ではないが、2型で濃厚である、5）原因は1型では自己免疫反応（第5章）によることが多いが、2型では遺伝的要因に環境要因が加わって起こる、6）1型は昏睡（意識消失）を起こしやすいが、2型では起こりにくい。

糖尿病の病態

　糖尿病になると高血糖による症状が出現する。高血糖の症状を理解するには、浸透圧について理解しておく必要がある（第2章）。糖尿病では尿が糖を含むので浸透圧が高くなる。そのため水が尿に移るので尿量が多くなる。この状態を「多尿」という。体から大量の水分が失われるので、喉が渇くようになる。糖尿病の初期の症状は、のどの渇き、すなわち「口渇」と「多飲」「多尿」だ。一方、インスリンが不足して細胞がグルコースを利用できなくなるので、脂肪

やタンパク質も分解
されるようになる。
体の脂肪やタンパク
質が分解されるので、
徐々にやせていく。
また、重症の場合に
は、いろいろな原因
が重なって意識障害
が起こり、昏睡に陥
る (図3-2)。

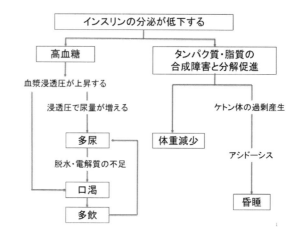

図3-2　糖尿病の病態

糖尿病の合併症

　糖尿病が進むと、高血糖自体の症状に加えて合併症があらわれてくる。とくに血管障害が高率に起こってくる。糖尿病の血管障害には、太い動脈が傷害される大血管障害と細い動脈が傷害される微小血管障害がある。大血管障害では心臓の血管や脳の血管に動脈硬化が起こるので、心筋梗塞や脳卒中の原因となる。一方、微小血管障害では、網膜や腎臓や末梢神経の微小血管が障害される。糖尿病性網膜症、腎症、神経障害を糖尿病の3大合併症という。

　成人で視力障害を起こす原因の第1位は糖尿病性網膜症だ。また、人工透析が必要になる腎臓障害の原因を調べてみると、やはり第1位は糖尿病性腎症である。また、糖尿病では免疫力が低下して感染症にかかりやすくなる。足へ向かう太い動脈に動脈硬化が起こり、さらにそこに嫌気性菌の感染が加わると、足が壊疽になる。

　糖尿病は万病のもとといわれる。糖尿病の人は健康な人に比べて心臓病になる確率が2倍から4倍、腎不全になる確率が20倍、脳卒中になる確率が5倍増える。また、15年以上糖尿病にかかっている人の80%が網膜症になる。

　糖尿病を放置していると感染症に罹りやすくなる。感染症になると糖尿病がさらに悪化してまた感染症に罹る。こうして悪循環に陥って、段階的に悪化していく。そのうちに合併症もあらわれて、最終的に昏睡から死に至る。治療をうけて血糖値を管理していると進行がくいとめられる。糖尿病では血糖の自己

管理がきわめて重要だ。

　近年になって、糖尿病が老化そのものに深く関係していることがわかってきた。インスリンは抗老化因子の一つとされている（第15章）。糖尿病になると老化が進み、逆に老化が進むと糖尿病になりやすいことがわかっている。また、糖尿病では、がんや認知症のリスクが高くなることが明らかとなっている。2型糖尿病は文明の病気といっても過言ではない。

糖尿病の治療

　糖尿病の治療の基本は、食事療法、運動療法、薬物療法だ。最近では、再生医学を利用する治療法の研究が進んでいる。

　生活習慣の改善を行うと糖尿病の発症率が下がる。食事療法の基本はカロリー制限だが、食べる順番も重要だ。野菜を最初に摂るようにすると、血糖値の変動を防ぐことができる。また、体力が低下すると糖尿病の発症が増えることがわかっている。中程度の運動を週に150分以上行うことが推奨されている。

　薬物療法にはインスリン療法と経口薬療法がある。経口薬とは口から飲む薬のことで、いろいろな種類がある。基本薬は膵臓のB細胞を刺激してインスリンの分泌を増やすスルホニル尿素剤だ。その他にも、αグルコシダーゼ阻害薬やDDP4阻害薬がある。

　αグルコシダーゼ阻害薬は二糖類の分解を阻害してグルコースの生成をおさえる。したがって、グルコースの吸収が抑えられるので食後の高血糖が抑えられる。

　最近、とくによく用いられるようになったのがDDP4阻害薬だ。食後にインクレチンが分泌されてインスリンの分泌が亢進する。DDP4はインクレチンの分解酵素である。インクレチンの分解を抑えるDDP4阻害薬を投与すると、やはり食後の高血糖が抑えられる。αグルコシダーゼ阻害薬やDDP4阻害薬は、万一、投与量が多くなっても、あるいは食事摂取量が減っても、低血糖を起こしにくく安全なので、最近、よく使われるようになった。

　さらに、新しい薬としてSGLT2阻害薬が注目されている。これは、尿細管からのグルコースの再吸収を止めて血糖値の上昇を防ぐ薬だ。尿量が増えるので、心不全や高血圧を伴う糖尿病の治療に好都合である。

　一方、将来の治療法として移植や再生医学の応用がさかんに研究されるよう

になってきた。インスリンを毎日注射することは患者にとって大きな負担となる。もし、インスリン分泌細胞を移植することができれば、患者の負担が大幅に軽減できるので、移植治療の可能性が模索されている。2016年に、厚労省はブタの細胞を患者さんに移植する治療を認可した。将来的には、患者自身から採取した幹細胞やiPS細胞を調整して、最終的にインスリン分泌細胞をつくり、患者に移植する方法が考えられる。

　また、最近、外科手術がきわめて有効な治療法として注目されている。肥満の人を対象に行われてきた減量手術が、2型糖尿病を改善することが明らかになったのだ。その効果は、カロリー制限の効果だけでは説明がつかず、術後に薬が不要になる人も多くいる。この手術は2型糖尿病の標準手術として、現在、世界の40以上の学会で推奨されている。

第3章のまとめ
1）グルコースは最も重要なエネルギー源である。
2）血糖値を上げるために複数のホルモンが働くが、血糖値を下げるホルモンはインスリンだけだ。
3）インスリンは膵臓のランゲルハンス島のB細胞から分泌され、グルコースの利用を促進する。
4）インスリンの作用が減少した状態が糖尿病で、主に1型と2型に分類される。
5）糖尿病は多尿や口渇で発症することが多く、心臓病や脳卒中の原因となる。

参考文献
平成30年（2018）人口動態統計（確定数）の概況　厚生労働省
倉本一宏編『現代語訳　小右記』第8巻　吉川弘文館　2019
Bryson, B., The Body, A Guide for Occupants, Doubleday, New York, 2019
科学朝日編『ノーベル賞の光と陰』朝日選書　1987
清野裕、鍵本伸二『糖尿病の本当のはなし』裳華房　2000
G. レンシャル、G. ヘデニー、W. フィーズビー（二宮陸雄訳）『インシュリン物語』岩波書店　1965
谷口英樹「糖尿病を再生医療で治す」『別冊日経サイエンス152　人体再生』pp.78-83, 2006
シア・クーパー、アーサー・アインスバーグ（門脇孝監修、網場一成訳）『ミラクル』日経メディ

　　カル開発　2013

フランチェスコ・ルビーノ「糖尿病と戦う新戦略 糖尿病を手術で治す」『日経サイエンス』
　　48 (4), 48-53, 2018

ドナルド・R・キルシュ、オギ・オーガス（寺町朋子訳）『新薬の狩人たち』早川書房　2018

第4章　心臓のしくみと病気

とはいえ今日、手術によって修理された心臓のおのおのは、独自の物語を持っている。それは、何千年ものあいだ心臓の謎を解こうとしてきた、勇気と洞察力、そして神をも恐れぬ傲慢さを兼ね備えた大勢の科学者や外科医のおかげで鼓動し続けているのである。

ロブ・ダン

　現代の日本人の死因の第1位はがん、第2位は心臓の病気だ。しかし、脳血管障害などを加えた血管疾患全体でみると、心血管系の病気ががんをおさえて第1位になる。心臓の病気の中では、虚血性心疾患が大きな割合を占めている。虚血性心疾患とは、心臓に血液を送る冠状動脈に障害が起こって、心臓に血液が供給できなくなる状態である。虚血性心疾患の代表が心筋梗塞だ。冠状動脈が閉塞して心筋の一部が死んでしまう病気である。心臓の病気、とくに心筋梗塞は突然死の原因として重要である。突然死の原因の65％が心臓病、その80％が虚血性心疾患といわれている。また、子供の突然死の80％は心臓病によるものだ。

血液循環の発見

　酸素やグルコースやホルモンなどの物質を血液によって運搬するシステムが循環器系である。循環器系の中では心臓がポンプで血管がパイプの働きをしている。

　血液が循環することは現在では当たり前のように思われているが、17世紀の中頃までは、血液が循環するとは誰も想像していなかった。中世の医学の祖、

　ガレノスは「肝臓で発生した血液は各部まで移動するが、そこで消費されるので循環することはない」と述べている。レオナルド・ダ・ヴィンチの解剖学スケッチにも肝臓と心臓が太い血管で結ばれている像が描かれている。

　血液循環説を確立したのは、17世紀の医学者、ウィリアム・ハーヴェイである。彼は「心臓によって送り出される大量の血液を肝臓が常につくり続けているとはとても思えない」と考え、実験で血液が一方向に流れ、循環していることを示した。ハーヴェイの業績は、論証と実験に基づく近代科学の出発点といわれている。

　1628年に出版されたハーヴェイの著書『心臓と血液の運動』には、次のように書かれている。1）心臓の筋肉は右心室より左心室の方が発達している。2）魚の心臓を取り出して切り刻んでも、周期的な運動はしばらく続く。3）心室が収縮するとき、動脈は拡張する。心室の拍動が止まると動脈の拍動も止まる。このことから心室の収縮によって、血液が押し出されることがわかる。4）心臓の弁が血液の逆流を防いでいる。5）心臓－大動脈－動脈－静脈－大静脈－心臓、という血液の流れは、それぞれの間をひもで結ぶと心臓から遠い方の血流が止まる。ハーヴェイの観察は現代の循環器病学の基礎となっている。

心臓の構造と機能

　循環器系の全体像をみてみよう。心臓の左心室から押し出された血液は動脈を通って臓器に至り、静脈を通って心臓の右心房に還ってくる。これを体循環という。心臓の右心室から押し出された血液は肺動脈を通って肺に至り、肺静脈を通って心臓の左心房に還る。これを肺循環という。酸素と二酸化炭素の運搬の面からみると、臓器で発生した二酸化炭素は静脈によって右心房から右心室、次いで肺動脈を通って肺に送られる。肺では二酸化炭素と酸素の交換が起こり、今度は酸素に富んだ血液が肺静脈から左心房、左心室、大動脈を通って各臓器に送られる。臓器は酸素を受け取り、呼吸によって二酸化炭素を発生する。このように、二酸化炭素を多く含む血液を静脈血といい、静脈血が流れる静脈－大静脈－右心房－右心室－肺動脈を右心系という。反対に、酸素を多く含む血液を動脈血といい、動脈血が流れる肺静脈－左心房－左心室－大動脈－動脈を左心系という。また、肺でのガス交換を外呼吸、臓器の細胞でのガス交換を内呼吸という。

心臓を正面から見ると、向かって左側（本人から見て右側）に上大静脈と下大静脈が右心房に入っていくのが見える（図4-1）。右心房の下には右心室がある。右心室が正面の大きな面積を占めている。右心室の上に肺動脈があり二つに分かれて左右の肺に向かう。正面から見て右心室のさらに

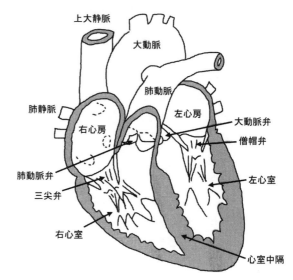

図4-1　心臓の構造

右側（本人から見て左側）に左心室が観察できる。左心室は大動脈につながっている。左心室の上には、耳のような突起、左心耳が見えている。左心耳は左心房の一部だが、左心房の本体は正面からはほとんど見えない。

　次に心臓の内面をみていこう（図4-1）。右心房と右心室の間には三尖弁(さんせんべん)という弁がある。右心室は肺動脈につながっているが、右心室と肺動脈の間に肺動脈弁がある。一方、左心房と左心室の間には僧帽弁という弁があり、左心室と大動脈の間に大動脈弁がある。右心室と左心室は心室中隔という厚い筋肉の壁で隔てられている。

　一般に、三尖弁や僧帽弁のように心房と心室の間にある弁を房室弁というが、これはパラシュート型の弁だ。三尖弁にはパラシュートの帆が3枚あるが（それで三尖弁という名前がついている）、僧帽弁の帆は2枚だ。カトリックの僧の帽子の形に似ていることから僧帽弁とよばれている。

　肺動脈弁や大動脈弁のように心室の出口についている弁は、パラシュート型の房室弁とは異なる形をしている。これは一つの円の中に三つの袋（ポケット）が収まっている形をしている。袋がしぼんで隙間が開くことで弁が開き、袋がふくらんで密着すれば弁が閉じる。

　以上をまとめると、右心系では、二酸化炭素を多く含む静脈血が全身から上大静脈と下大静脈を通って右心房に入り、右心房から三尖弁を通って右心室へ、右心室から肺動脈弁を通って肺動脈に入り、肺に流れる。左心系では、酸素を多く含む動脈血が肺から肺静脈を通って左心房に入り、左心房から僧帽弁を通って左心室へ、左心室から大動脈弁を通って大動脈に入り、全身に向かう。

　この四つの弁の開閉は左右がほぼ同時に行われる。右心房と左心房が同時に収縮し、三尖弁と僧帽弁がほとんど同時に開く。この二つの弁が開くと血液は右心房と左心房からそれぞれ右心室と左心室に流れ込む。心室に血液が流れ込む時期を「拡張期」という。続いて、右心室と左心室が同時に収縮して、血液を動脈に押し出す。この時、三尖弁と僧帽弁は閉じ、肺動脈弁と大動脈弁は開いている。心室が収縮して血液を動脈に押し出している時期を「収縮期」とよぶ。

　それでは、心房や心室の収縮が左右同時に起こるのは、どのようなメカニズムによるのだろう。心臓の筋肉、すなわち心筋の興奮は、刺激伝導系という特殊な心筋の働きによって伝わる（図4-2）。この心筋の興奮の出発点が右心房の入り口近くにある。この興奮の出発点が洞房結節である。洞房結節は自律的に電気的な興奮をつくりだしている。洞房結節でつくられた興奮はまず左右の心房に伝わって、心房が収縮する。心房を伝わった興奮は次に、心房と心室の境界付近にある房室結節（田原結節）に集まる。次に房室結節から、コードのようになったヒス束（房室束）という特殊な心筋の束を通って心室中隔に入る。ヒス束は心室中隔で左右に分かれ、右脚と左

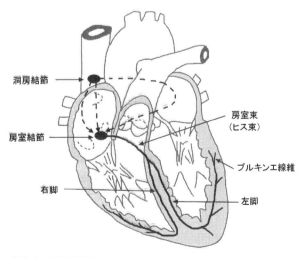

図4-2　刺激伝導系

（図中ラベル）
洞房結節
房室結節
右脚
房室束（ヒス束）
プルキンエ線維
左脚

脚になる。興奮は右脚と左脚を通って右心室と左心室に伝わるが、さらに心室の筋肉に細いプルキンエ線維となって入り込んでいく。こうして左右の心室はほぼ同時に興奮して収縮する。興奮が終わった心筋はまた元の状態に戻って、次の興奮がやってくるのを待つことになる。

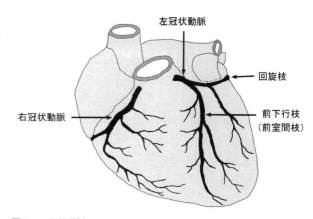

図4-3　冠状動脈

　前述のように洞房結節は自律的、規則的に興奮を創りだしているので、これが心臓のリズム、すなわち心拍をつくっている。したがって、洞房結節は歩調とり、またはペースメーカーとよばれている。ハーヴェイが観察したように、心臓は摘出してもしばらくの間拍動を止めない。これは、洞房結節を含む刺激伝導系が自動的に興奮を創りだしているからだ。

　心臓は全身の臓器に動脈血を送り出して酸素とエネルギーを供給しているが、心臓自体も持続的に収縮と弛緩（筋肉が収縮をやめて休んだ状態になること）を繰り返いているので、大量のエネルギーと酸素を必要とする。この心筋に動脈血を送り出す動脈が冠状動脈である。大動脈の付け根から２本の冠状動脈、右冠状動脈と左冠状動脈が出る（図4-3）。右冠状動脈は心臓の下の壁（下壁）と、後ろの壁（後壁）に血液を送る。左冠状動脈はすぐに二つに分かれて、右心室と左心室の境界を下の方に下りて行く前下行枝（前室間枝）と、後ろの方に向かう回旋枝になる。これらの冠状動脈の枝のどれかが細くなって血液の流れが悪くなったり、冠状動脈がつまったりすると、心筋にうまく動脈血が供給できなくなる。この状態を虚血性心疾患、または冠不全という。

冠状動脈危険因子

　心筋梗塞は代表的な虚血性心疾患である。心筋梗塞患者の性別・年齢別内訳

をみると、50歳台から70歳台の男性に圧倒的に多いことがわかる。男性であること、中高年であることは冠状動脈虚血の危険因子になる。血液中の総コレステロール値と心筋梗塞の発症率の関係をみると、総コレステロール値が高くなるにつれて発症率も上昇する。とくにLDLコレステロール値との間に強い相関がある。したがって、高コレステロール血症（とくに高LDLコレステロール血症）が冠状動脈虚血の危険因子であることは明らかだ。また、糖尿病患者で急性心筋梗塞の発症率を調べると、以前に心筋梗塞にかかったことがある糖尿病患者は心筋梗塞を再発しやすい。

　冠状動脈虚血の危険因子をまとめると、高コレステロール血症、肥満、運動不足、喫煙、高血圧、糖尿病ということになる。これらの危険因子は、動脈硬化の危険因子に一致する。冠状動脈虚血の最大の原因は動脈硬化である。

動脈硬化の発生機序

　動脈硬化の発症に直接関係するのは高コレステロール血症である。ところで、コレステロールにはLDLコレステロールばかりでなく、HDLコレステロールもある。LDLコレステロールが増加している状態は動脈硬化の重要な危険因子だが、HDLコレステロールが減少している状態も好ましい状態ではない。したがって最近では、「高脂血症」という病名に代わって「脂質代謝異常症」という病名が一般的になった。

　動脈の壁は3層構造をしている、1）内皮細胞からできている内膜、2）平滑筋の層である中膜、3）主に線維成分からなる外膜、の三つの層だ。血液中にLDLコレステロールが増加すると、増加したLDLコレステロールは動脈壁の内膜に侵入するようになり、ここから動脈硬化が始まる。したがってLDLコレステロールは動脈硬化を悪化させる悪玉コレステロールである。一方、HDLコレステロールには過剰なコレステロールを肝臓に運ぶ働きがある。このようにHDLコレステロールには動脈硬化を抑える働きがあるので善玉コレステロールとよばれている。

　内膜に侵入したLDLコレステロールは酸化されて内膜に蓄積する。血液から侵入してきた肥満細胞が、このコレステロールを食べて、脂肪を含んだ「泡沫細胞」になる。さらに中膜の平滑筋細胞が内膜に侵入して、過剰なコレステロールを食べるようになり、これも泡沫細胞になる。こうして処理できない脂

肪と蓄積した「泡沫細胞」のために、内膜がふくれあがる。この内膜の隆起を
粥 腫（アテローム）とよんでいる。これが粥状（アテローム性）動脈硬化だ。粥
腫が大きくなると、表面に傷がついて潰瘍となることがある。粥腫に潰瘍がで
きると、血液が凝固して血栓ができてしまう。こうして冠状動脈の内腔が狭く
なって虚血性心疾患が起こる。

虚血性心疾患（狭心症と心筋梗塞）

　虚血性心疾患には、一時的に血液の流れが悪くなる狭心症と、血管がつまっ
て心筋の一部が死んでしまう心筋梗塞がある。さらに、狭心症にはいろいろな
タイプがある。まず、痛みの発作が起こる状況から、動作中に起こる「労作性
狭心症」と、安静時に起こる「安静時狭心症」に分類される。労作性狭心症で
は動作中に胸の痛みが起こるが、この痛みは通常10分以内でおさまる。冠状動
脈硬化で内腔が狭くなっているところに、運動をすることで相対的に血液供給
が減ることが原因だ。したがって、安静にしていたり、血管拡張剤を服用した
りすると治まる。安静時狭心症には、冠状動脈が一時的に広がらなくなる「攣
縮」という血管のけいれん状態が関係している。

　狭心症の経過からみると、「安定狭心症」と「不安定狭心症」に分類するこ
とができる。安定狭心症とは、狭心症の発作が起こる頻度と症状が3週間以上
安定しているものを指す。一方、不安定狭心症は、3週間の間に痛みの発作が
変化した場合を指す。例えば、新しく狭心症が発症した場合、発作の程度や頻
度が悪化している場合、安静時にも発作が現れるようになった場合、などであ
る。不安定狭心症では冠状動脈の粥腫が壊れつつあることを意味していて、心
筋梗塞に移行しやすいことが知られている。

　冠状動脈に血栓ができて血管がつまると心筋梗塞になる。冠状動脈にはつま
りやすい場所、言い換えると心筋梗塞を起こしやすい場所がある。最もつまり
やすい枝は左冠状動脈の前下行枝だ。左冠状動脈の前下行枝は心臓の前側の壁
（前壁）や心室中隔に血液を供給しているので、この血管がつまると心臓の前
壁に梗塞ができる。二番目につまりやすいのは左冠状動脈の回旋枝である。回
旋枝は心臓の左側の壁（側壁）に血液を供給しているので、この血管がつまる
と心臓の側壁に梗塞ができる。三番目につまりやすいのは右冠状動脈である。
右冠状動脈は心臓の後壁と下壁に血液を供給しているので、この血管がつまる

と心臓の後壁と下壁に梗塞ができる。

　狭心症の代表格である労作性狭心症と心筋梗塞の違いをまとめておこう。労作性狭心症では動作中に胸の痛みが起こる。この痛みは通常10分以内でおさまり、血管拡張薬であるニトログリセリンを舌の下に含ませると早くおさまる。労作性狭心症では、動脈硬化で冠状動脈の内腔が狭くなっている。運動をすると相対的に血液供給が減るので胸部に痛みが起こる。したがって、安静にしていたり、血管拡張剤を服用したりすると治る。これに対して、心筋梗塞では胸の痛みが20分以上持続する。ニトログリセリンも効かない。心筋梗塞では冠状動脈の動脈硬化に加えて血栓ができてしまって内腔が閉塞している。そのために、心筋に血液がいかなくなり、心筋の一部が死んでしまうのだ。このように組織の一部が死ぬことを壊死という。

　心筋梗塞の診断は、1）胸痛が20分以上続くこと、2）心電図で特徴的な異常が認められること、3）血液検査で壊れた心筋から漏れだす酵素（CPK, LDHなど）が血液中に増えること、で行なわれる。注意する必要があるのは、痛みが胸部に起こるとは限らないことだ。のど、右肩、左肩、背中、胃の痛みとして感じられることもある。胃の痛みで受診した患者に胃薬を処方して帰宅してもらったら、実は心筋梗塞だったということもある。

　心筋梗塞では死に直結する三つの危険な状態がある。不整脈、心不全、再梗塞だ。刺激伝導系に梗塞が及ぶと不整脈が起こる。また、心筋の一部が壊死になってしまうと、その場所はもう収縮できないので、心臓のポンプ機能は大きなダメージをうける。心室の機能低下による症状を「心不全」という。時には心臓の死んだ壁が破れてしまうことがある。これは心臓破裂といって、危険な状態だ。心臓破裂によって心臓の外に流れ出した血液は、心臓の周囲の袋にたまる。こうなると、心臓は拡張できなくなって、十分な血液を押し出すことができなくなる。この状態を心タンポナーデという。

　不整脈や心不全による急性期の死亡を逃れたとしても、冠状動脈危険因子は依然として残っているので、再梗塞を起こす危険がある。再梗塞は心不全や不整脈の程度を悪化させる。心不全はあらゆる心臓病の末期的な症状である。それでは、次に、心不全の症状をみていくことにしよう。

心不全

　心臓は正常では1分間に5Lの血液を送り出している。1分間に送り出す血液の量を心拍出量という。心筋梗塞やその他の心臓病で心臓のポンプ機能が低下すると全身に血液を充分に供給できなくなる。心筋梗塞のときのように、急激に心不全の状態になると血圧が急激に低下する。この状態を急性心不全という。一般にいろいろな理由で血圧が急激に低下することをショックというが、急性心不全では心臓が原因のショック、すなわち心原性ショックが起こる。

　一方、ゆっくりと時間をかけて心不全になった場合や、急性心不全の状態から時間が経過したりすると、慢性の症状が表面にでてくる。これが慢性心不全だ。例えていえば、交通事故によって急に車の流れが遮断された状態が急性心不全、事故後の渋滞が慢性心不全である。車の渋滞のように、慢性心不全では臓器に血液が貯まってくるので「うっ血性心不全」ともよばれる。心室のポンプ機能が低下すると、心室に入る血液が心房で渋滞する。さらに渋滞がひどくなると、心房に入る静脈、続いて静脈に血液を送りだす臓器に渋滞が起こってくる。左心室の心不全である左心不全では、左心房、肺静脈、肺に渋滞が起こる。すなわち左心不全では肺に血液がたまって呼吸困難になる。一方、右心室の心不全、右心不全では、右心房、大静脈、全身臓器に渋滞が起こる。わかりやすいのは肝臓や足で、うっ血によって肝臓が大きくなったり、足にむくみ（浮腫）がでてきたりする。このように、左心不全では息切れ、呼吸困難が、右心不全では肝臓のうっ血や足の浮腫が特徴的だ。左心不全が重症になれば、肺のうっ血がひどくなり、今度は渋滞が右心室に及ぶようになる。右心室に負担がかかって右心室のポンプ機能にも障害が及ぶと右心不全になる。こうして左心不全は最終的に両心不全に移行する。

予防と治療

　心臓病に対する対策は大きく三つに分かれる。第一に、虚血性心疾患にならないように動脈硬化の予防をすること。第二に、狭心症の段階で心筋梗塞にならないように治療すること。第三に、心筋梗塞や心筋症で心臓がポンプ機能を果たせなくなったときの治療である。心臓病の治療の歴史をたどっていくと、多くの挑戦的な試みが行われ、無謀な前進によって発展してきたことがわかる。

　現在、狭心症の治療として、狭くなった冠状動脈を広げる血管内治療が主流

となっている。この治療法はどのようにして発展してきたのだろうか。最初の試みは、1929年、一人の研修医によって行われた。ドイツの大学病院で研修医をしていた25歳のフォルスマンは、馬の実験からインスピレーションを受けて、人間でも心臓にカテーテルを入れることができれば、心臓の研究や検査に使えるのではないかと考えた。フォルスマンは同僚の看護師の協力を得て、自分の左腕の静脈からカテーテルを挿入して、レントゲン写真を撮影した。フォルスマンは、無謀で勝手なことをしたことを非難されて医局から追放されることになったが、後年、心臓カテーテル法のめざましい発展の礎を創った功績が認められて、ノーベル賞を受賞している（彼以外にも心臓カテーテル法を試した研究者はいたといわれているが、フォルスマンが撮影したレントゲン写真が決定的な証拠になった）。

　1953年、ヒトで人工心肺を用いた手術が行われ、心臓手術が可能になった。1958年、心臓カテーテル法を使って心室を造影する検査を行っていたソーンズは、誤ってカテーテルの先端を冠状動脈に入れてしまった。それまで、冠状動脈に造影剤を入れることは生死に関わると考えられていたので、ソーンズは顔面蒼白になった。しかし、患者さんの容態にはとくに変化がなく、冠状動脈がきれいに写し出されていた。世界初の選択的冠状動脈撮影である。この方法は、冠状動脈の状態を観察する方法として、瞬く間に世界中に広がっていった。

　1967年、細くなった血管を別の血管でつなぐ冠状動脈バイパス手術が初めて行われた。この手術法を開発したファバローロはアルゼンチン生まれの研究者・医者だった。アメリカのクリーブランドでバイパス手術を確立した後、彼はアルゼンチンでの普及を目指し、帰国してクリニックを開設したが、アルゼンチンの経済破綻によってクリニックはあえなく閉鎖となった。その後、彼は抑うつ状態となり失意の中でピストル自殺した。このバイパス手術は一時、狭心症治療の主流となったが、すぐに別の方法があらわれ、取って代わられるようになった。新しい手法とはバルーンカテーテルを用いる方法である。

　1977年、スイスのグランツィッヒは風船をふくらませて、狭窄部を広げる方法を考えついた。グランツィッヒは自宅の台所で連日、素材と方法の改良に取り組み、とうとうある日の未明、午前3時に方法が完成した。喜びのあまり時間もかまわずに共同研究者に電話したという。この方法は、1986年には冠状動脈血管形成術PTCAに発展した。カテーテルを鼠径部の大腿動脈から挿入し、

大動脈の根元にある冠状動脈の入り口まで進める。次いで、狭窄部までカテーテルを進めて風船をふくらませる。PTCA では一時的に血流が回復するが、40％に再狭窄が起こることが問題だった。現在では、経皮的冠状動脈インターベンション PCI が行われるようになっている。ステントという金属支持体をつけたカテーテルを、細くなった冠状動脈に入れて、風船をふくらませる。ステントが広がって血管の内腔が広がったことを確認して、カテーテルを抜きステントを留置する。ステントには血管を拡張する薬剤が含ませてある。こうして冠状動脈の内腔を広げ、狭心症や心筋梗塞の急性期を治療する。

　一方、薬物治療にも進歩があった。1973年、遠藤章は最初のスタチンを発見した。スタチンはコレステロール降下薬である。遠藤は細菌に寄生する真菌類に注目した。真菌類が細菌に寄生するには、細菌の細胞壁を破壊しなければならない。そこで、真菌類には細胞壁の脂質を分解する物質があるに違いないと考えたのだ。こうして、最初のスタチンが発見され、動脈硬化の予防・治療に汎用されるようになった。現在では、PCI とスタチンの併用によって心筋梗塞による死者数が大幅に減少している。バイパス手術の件数は減少傾向にある。

心臓移植の歴史

　広範な心筋梗塞を起こした心臓は元に戻らず、致命的な心不全の原因となる。治療には心臓移植しか道はない。1958年、アメリカのロウアーとシャムウェイは、犬を使って心臓移植の実験を開始した。1967年、世界初のヒト心臓移植が南アフリカのバーナード博士によって行われ、世界中を驚かせた。移植を受けた患者は18日間生存した。バーナード博士は数ヶ月、ロウアーとシャムウェイの研究室で研修を受けただけで、経験も知識も不足していた。最初の心臓移植が南アフリカで行われたのは、規制がゆるかったためといわれている。移植では、臓器提供者をドナー、臓器提供を受ける人をレシピエントという。バーナード博士は、ドナーの死亡を確実にして新鮮な心臓を得るために、薬でドナーの心臓を止めたといわれている。

　バーナード博士に先を越されたが、日本にも心臓移植を目指す研究者のグループがあった。日本で最初の心臓移植を行ったのは札幌医大の和田教授である。バーナード博士の手術の翌年の1968年、若い男性、山口さんが海で溺れ、札幌医大に搬送された。札幌医大で山口さんの心臓が取り出され、心臓弁膜症

の若い男性、宮崎さんに移植された。宮崎さんはその後83日間生存した。死後、和田教授は殺人罪で告発されることになった。争点は三つ。1）ドナーは本当に死亡していたのか（救急隊員はそれほどの重症とは思っていなかった。最初に運ばれた病院は札幌医大の関連病院で、心臓移植への協力を要請されていた。被告側は脳波をとったと証言したが、脳波自体紛失していて、実施した形跡もなかった。脳波の検査を担当したとされる研修医は裁判時には死亡していた。後に教授側は心室細動だったと証言を変えたが、心室細動の時に当然なされるべき除細動の処置が行われていなかった）。2）レシピエントに移植は必要だったのか（外科に紹介した内科側は、弁置換術を依頼していた。手術は内科医も麻酔科医もシャットアウトして外科だけで行われた。遺体から心臓弁がくりぬかれていた）。3）準備はできていたのか（拒絶反応の準備をしていなかった）。結論的には、「日本初の栄誉」を目的とした無謀な手術であったことは明らかだった。鑑定にあたった東京女子医大の榊原教授は、日本の移植医療の停滞を懸念して嫌疑不充分とし、最終的に不起訴処分になった。詳しい経緯は共同通信社編『凍れる心臓』に書かれている。アメリカでは犬を使って地道な実験を続けていたロウアーとシャムニーが着実に心臓移植の実績を積んでいった。これに対して、日本では移植医療が20年から30年遅れることになった。

　1971年、免疫抑制薬「シクロスポリン」が発見された。冬虫夏草という真菌類が知られている。冬は昆虫に寄生して虫のように見え、夏は植物のように見えることからこの名前がついている。ボレルは、この菌類が昆虫の免疫系から逃れる方法を持っているに違いないと考え、冬虫夏草から世界初の免疫抑制物質を発見した。シクロスポリンは1983年にアメリカで認可され、以後、心臓手術の数が一挙に増加した。

　日本でも1985年に「脳死判定基準」が公表され、1997年から「臓器移植法」が施行された。心臓移植の数は増えつつあるが、課題として、1）ドナー不足、2）倫理的な問題点、3）拒絶反応、などが挙げられている。

　これらの問題を解決するために、最近、再生医学を応用して心臓を再生させる研究がさかんに行われるようになってきた。心筋シートの開発、実験室での心臓再建などの試みが行われている。再生医学は心筋梗塞治療の切り札になる可能性を秘めている（第15章）。

第4章のまとめ

1）人間の血液循環で、心臓はポンプ、血管はパイプとして働く。

2）心臓の興奮は洞房結節で生みだされ、刺激伝導系を通って心筋全体に伝わる。

3）心臓の興奮は自律的で持続的だ。

4）心臓を栄養する冠状動脈が狭くなると狭心症、つまると心筋梗塞になる。

5）心臓のポンプ機能が障害されると心不全になる。

6）心臓病の治療は革新的な手法の開発（と無謀な前進）によって発展してきた。

参考文献

Bryson, B., The Body, A Guide for Occupants, Doubleday, New York, 2019

スマダー・コーエン、ジョナサン・レオール「心臓再建への道」『別冊日経サイエンス 152 人体再生』pp. 60-68, 2006

岩根久夫『心臓病から身を守る』講談社ブルーバックス 1990

ロブ・ダン（高橋洋訳）『心臓の科学史』青土社 2016

共同通信社社会部移植取材班編『凍れる心臓』共同通信社 1998

第5章　免疫のしくみと病気

この病気に二度かかった者は一人もいなかった。
たとえかかっても二度目のものは決して致死的ではなかった
トゥキディデス『戦史』より

　これまでにピロリ菌や肝炎ウイルスによって体の中の臓器が攻撃されるしくみをみてきた。これら病原微生物が体内に侵入してきたとき、体は病原微生物との闘いを開始する。この病原微生物から体を守るしくみが免疫だ。さらに最近では、血管障害などで死んだ細胞の除去やがん細胞への攻撃にも免疫が関係していることがわかってきた。また、免疫系自体の異常で起こる病気もある。このように免疫系は、感染症だけではなく、すべての病気に関係していると言っても過言ではない。ここでは複雑な免疫系のしくみを簡略化して説明し、免疫の異常で起こる病気のいくつかを取り上げて紹介する。

免役とはどのようなものか

　昔から病気のことを「疫病」という。疫とは体に悪いこと、とくに「伝染病」を表している。免疫とは、「疫」を免れるしくみという意味である。戦国時代の城の防衛について考えてみよう。城を敵から守るにはどんな体制が必要だろうか。まず、敵が侵入しないように城壁と堀を築く。一方、城壁や堀を突破して侵入してくる敵に対しては、どんな敵が来ても大丈夫なように備えておかなければならない。実際に敵が侵入してきた場合、敵か味方か区別して敵だけを攻撃する必要がある。いったん敵と判断したら一斉攻撃する。最初の攻撃から逃れて城内に入り込んだ敵は、味方の中に紛れ込んでしまう。そこで、味方の中に潜んでいる敵を見つけ出し、狙いを定めて集中的に攻撃しなければならない。さらに、集中攻撃した敵は、撃退できたとしても手強い敵なので再び襲撃

してくると厄介である。その時に備えて、敵を記憶して準備しておく。これだけの体制があれば、かなり強力な防御が可能だ。

　どんな敵にも対処できるように準備しておく免疫のしくみを「多様性」という言葉で表す。敵味方を区別して、味方を攻撃しないシステムを「免疫寛容」という。最初に無差別に敵を攻撃するしくみは「自然免疫」だ。個別の敵を見つけ出して集中的に攻撃するのは「抗原特異性」という言葉で表され、「獲得免疫」が実行する。敵を記憶して準備することを「免疫記憶」という。以上の、「多様性」「免疫寛容」「抗原特異性」「自然免疫」「獲得免疫」「免疫記憶」はすべて免疫系の特徴を表すキーワードである。

　免疫現象を初めて歴史に刻んだのはトゥキディデスの『戦史』である。これは紀元前5世紀のアテネとスパルタの戦い、ペロポネソス戦争の記録だが、この中に免疫記憶に関する最古の記述がみとめられる。

　この二度なし現象を感染症の予防に利用したのがワクチンである。最初のワクチンは天然痘ワクチンで、18世紀のイギリスの医師ジェンナーによって開発された。ジェンナーは、ウシの乳搾りの女性が、ウシの天然痘である牛痘にかかったあと天然痘にかからないことに気づいた。こうして彼はウシの牛痘のうみを人々に注射して、天然痘の予防に成功した。19世紀になってパスツールは狂犬病ワクチンの開発に成功している。パスツールはジェンナーの功績をたたえ、牛痘のうみをワクチンとよんだ。当時、メス牛のことをワッカとよんでいたからだ。以後、ワクチンという言葉が世界中に広まった。

　ノーベル賞の歴史は1901年に始まったが、第1回の受賞者はベーリングで、ジフテリアの免疫に関する業績に対して与えられた。以後、現在に至るまで途切れることなく、免疫に関する業績で多くの学者がノーベル賞を受賞している。これは、免疫の分野で、新しい事実が次々と明らかになっていることを意味している。免疫学における発見は、最初のうちは抗体に関するものがほとんどだった。自然免疫のしくみがわかってきたのは最近のことで、免疫に対する理解が大きく変わることになった。多くの教科書では、免疫系を自然免疫と獲得免疫に分け、さらに獲得免疫を液性免疫と細胞性免疫に分類している。現在明らかになっている免疫の全体像を考慮すると、従来から行われてきたこの分類法には見直しが必要かもしれない。

免疫の概要：自然免疫と獲得免疫

　まず、城に城壁があるように、体には外来微生物が簡単には入って来られないようなバリアーがある。例えば、胃の中は酸性で、多くの細菌が生きてはいけない環境である。気管や気管支には粘液や線毛があって、微生物を追い払う。腟にはデーデルライン桿菌という細菌がいて、コレステロールを分解して乳酸を産生するので、腟の内面は酸性に保たれている。

　しかし、このバリアーを突破してきた敵には、一次防衛隊ともいえる自然免疫が襲いかかり、最初の攻撃を仕掛ける。その反応は急速に起こるがそれほど強くない。また、どのような敵であっても毎回同じように起こる。この一次防衛隊をくぐり抜けた敵に対しては、一次防衛隊から二次防衛隊である獲得免疫に情報が送られ、獲得免疫が対処する。獲得免疫は敵をしっかりと認識して強い攻撃をしかける。また相手を覚えておいて、2回目の襲撃からは迅速に、しかもさらに強く反応することができる。

　免役で働く細胞は血液の白血球に属する細胞である。白血球は顆粒球系の細胞とリンパ球系の細胞に分かれるが、顆粒球系の細胞から好中球やマクロファージができる。リンパ球系の細胞からT細胞やB細胞ができる。自然免疫で主役として働く細胞は、好中球やマクロファージなどの食細胞である。これらの細胞は敵を見つけて食べてしまう。獲得免疫ではリンパ球が主役として働く。自然免疫から獲得免疫の細胞に指令を送るのが樹状細胞だ。

　以上のように、免疫のしくみの根本は、1）敵を見分けて、2）その敵を攻撃することである。敵の見分け方は自然免疫と獲得免疫で異なっている。自然免疫の細胞はパターン認識レセプターをもっていて、敵が細菌、ウイルスなど、どんな集団に属するか判定する。一方、獲得免疫で働くリンパ球は抗原レセプターをもっていて、特定の抗原だけを特異的に認識する。言い換えると、自然免疫は敵のユニフォームを見分けるのに対して、獲得免疫は敵の顔を見分けるといってもいいだろう。

　敵を攻撃する方法には、1）病原体を食べる、2）感染細胞を殺す、3）武器を使って攻撃する、の三つの方法がある。例外もあるが、自然免疫の細胞は主に敵を食べ、獲得免疫の細胞は感染細胞を殺したり、武器を使ったりして敵を撃退する。それでは、自然免疫から順番に、もう少しくわしくみていこう。

自然免疫のしくみ

　最初に敵が侵入してくると自然免疫が働き始める。1990年頃までの免疫学では、バリアーのことを自然免疫とよんでいた。しかし、当時、多くの研究者があまり気に留めていなかった一つの謎があった。一般に、タンパク質に対して抗体をつくろうとすると、タンパク質だけを動物に注射しても抗体はできにくい。抗体をつくるには、アジュバントとよばれる補助物質が必要だった。アジュバントとしては細菌の成分が多く用いられる。この点に疑問を持ったのがジェンウェーだ。抗体をつくるために、なぜアジュバントが必要なのか。そもそも、免疫反応を引き起こすしくみは、ほとんどわかっていないのではないか。この疑問から出発したジェンウェーは、免役を開始するシステムについて考え始めた。そして、免疫が開始されるとき、獲得免疫がすぐに始まるわけではなく、その前に敵のパターンを見分ける反応があるはずだと考えた。こうして、1989年、ジェンウェーは「敵のパターンを認識する受容体」の存在を予言した。

　ジェンウェーの仮説は程なく証明されることになる。1992年、ホフマンとルメートルはショウジョウバエの細胞表面にあるトル受容体を見つけた。その後、マウスやヒトからも同様の受容体が見つかり、トル様受容体とよばれるようになった。大阪大学の審良のグループが多くのトル様受容体を見つけている。1998年、ボイトラーはこのトル様受容体がジェンウェーのいうパターン認識受容体として働いていることを明らかにし、ここに至って自然免疫の存在が確定した。これとは別に1980年代から1990年代にかけて、スタインマンは樹状細胞を発見し、これが自然免疫と獲得免疫の橋渡しをしていることを発見した。こうして2011年、ノーベル賞がボイトラー、ホフマン、スタインマンに授与された。一連の発見のきっかけを作ったジェンウェーはこの年までに亡くなっている。

　自然免疫にも敵を見分けるシステムと攻撃するシステムが備わっている。自然免疫はどのように敵を見分けるのだろう。好中球やマクロファージなどの食細胞には、病原体の成分を感知する細胞表面レセプターがある。このような細胞表面レセプターには、細菌やウイルスを感知するトル様レセプターの他にも、真菌などを感知するC型レクチンなどがある。敵を見つけると「ここに敵がいるぞ！」というシグナルを出す。一方、全身の多くの細胞は細胞の中に病原体成分を認識するレセプターをもっている。細菌の成分やウイルスが細胞内に

入ってくると、「私の中に敵がいる！」というシグナルを出す。さらに、自然免疫が働くのは侵入してきた病原体に対してだけではない。自分の細胞に起こった異常を感知することもできる。こうして、死んだ自分の細胞を掃除することもできるわけだ。これまでは、異物の排除は「免疫」、傷害を受けた自己の細胞の除去は「炎症」というふうに区別して考えられてきた。自然免疫の発見によって、「炎症」も自然免疫の現象であることがわかり、両者の境界があいまいになってきている。

　先に述べたように、免疫が敵を攻撃する方法は、1）病原体を食べる、2）感染細胞を殺す、3）武器を使って攻撃する、の三つである。自然免疫は、主に病原体を食べることによって敵を撃退する。感染細胞を殺す自然免疫系の細胞はナチュラルキラー細胞（NK細胞）だが、この細胞については後で述べる。また、細菌を攻撃する武器として、抗菌分子や補体などを用いる。

獲得免疫のしくみ

　さて自然免疫から逃れた敵は手強い敵である。自然免疫で殺せなかった敵は獲得免疫で対処する必要がある。そこで、自然免疫から獲得免疫に情報（手配書）が送られる。

　先に述べたように、自然免疫のしくみがわかってきたのは比較的最近のことである。したがって、これまでに免疫の特徴とされてきたのは、ほとんど獲得免疫の特徴といってもいいだろう。獲得免疫の特徴として、1）抗原特異性、2）多様性、3）免疫寛容、4）免疫記憶の四つに、5）クローンの増大を加えることができる。「クローンの増大」とは、ある特定の抗原に反応できる細胞集団が大きくなることを意味している。

　獲得免疫ではどのように抗原を特異的に認識するのだろう。獲得免疫の主役はB細胞とT細胞というリンパ球だ。B細胞の表面には抗原を認識するB細胞レセプターがある。このレセプターの正体は免疫グロブリン（IgG）で、抗体とよばれている。一方、T細胞の表面にはT細胞レセプターTCRという分子がある。T細胞レセプターは、細胞が提示する主要組織適合抗原MHCと抗原の断片を同時に認識する。このMHCは抗原断片を載せて提示するための器であると同時に身分証明書の役割もしている。自己の細胞はT細胞に対して、「私は怪しい者ではありません」という身分証明書と一緒に抗原を提示して、T細

胞がそれを認識するというわけだ。

　自然免疫が取り逃がした敵について、自然免疫から獲得免疫にSOSが送られる。この信号を受け取ると、獲得免疫が始動する。皮膚や粘膜には樹状細胞という細胞が待機して、パトロールしている。樹状細胞は自然免疫系のパターン認識レセプターをもっているので、敵を見分け、敵の抗原の一部をMHCにのせる。樹状細胞はリンパ組織に移動して、抗原とMHCの情報をT細胞に提示する。T細胞は樹状細胞が提示する情報を調べ、提示されたMHCと抗原の組合せに反応できるT細胞だけが増殖して数を増やす。このようにして増えたT細胞は、皮膚や粘膜などに移動して、同じMHCと抗原を提示する細胞を見つけ出して指令を出す。

　T細胞にはヘルパーT細胞とキラーT細胞がある（図5-1）。ヘルパーT細胞は同じ抗原を提示しているB細胞とマクロファージに働くように指令を出す。B細胞は抗体を産生して病原体を攻撃するようになる。マクロファージは活性化されると、どんどん病原体を食べるようになる。もう一つのT細胞であるキラーT細胞は、病原体に感染して抗原を提示している細胞を殺す。これまで抗体が関係する反応を液性免疫、細胞が関係する反応を細胞性免疫とよんできた。現在、明らかになっている免疫システムの全体像を考えると、液性免疫に分類されてきた反応が、実は免疫系の中のほんの一部でしかないことがわかる。液性免疫と細胞性免疫の区別はあまり意味がないようにも思われる。

　身分証明書であるMHCには２種類の分子がある。クラスⅡ分子は、樹状細胞、B細胞、マクロファージが持っている特別会員証といっていいだろう。樹状細胞は抗原をMHCクラスⅡ分子の上に載せて提示し、これに反応できるヘル

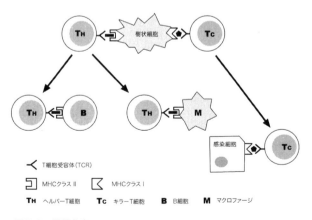

図5-1　獲得免疫

パー T 細胞に指令を送る。使命を帯びたヘルパー T 細胞は末梢の組織に移動して、同じクラス II 分子と抗原を提示する B 細胞やマクロファージに指示を送る。こうして、敵を間違いなく見分けて攻撃することができる。偵察兼司令官（樹状細胞）が手配犯の写真（抗原）を警察手帳（MHC クラス II 分子）に入れて本庁の刑事（ヘルパー T 細胞）に提示する。本庁の刑事（ヘルパー T 細胞）は現場に直行して、現場の刑事（B 細胞とマクロファージ）が提示する手配犯の写真（抗原）と警察手帳（MHC クラス II 分子）を照合して、間違いないと判断した場合に限って指示を送る。

　一方、体のほぼすべての細胞と樹状細胞がもっている MHC クラス I 分子は、一般会員証といってもいいだろう。ウイルスなどの病原体はいろいろな細胞の中に侵入するので、ほとんどすべての細胞が一般会員証を持っている。樹状細胞は抗原を MHC クラス I 分子の上に載せて提示し、これに反応できるキラー T 細胞に指令を送る。使命を帯びたキラー T 細胞は末梢の組織に移動して、同じ MHC クラス I と抗原を提示する感染細胞を殺す。こうして、感染細胞を間違いなく見つけ出し、殺すことができる。偵察兼司令官（樹状細胞）が手配犯の写真（抗原）と一般会員証（MHC クラス I 分子）を提示して特命刑事（キラー T 細胞）に指令を送る。感染細胞はその表面に手配写真（抗原）と身分証明書（MHC クラス I 分子）を提示しているので、指令を受けた特命刑事（キラー T 細胞）が見つけ出して細胞ごと殺してしまう。指揮官でもある樹状細胞は両方の身分証明書を持っている。以上のような仕組みを考えると、液性免疫と細胞性免疫を区別するよりも、むしろクラス I 反応（キラー T 反応）とクラス II 反応（ヘルパー T 反応）に分類する方が理に適っているように思われる。

　免疫系ではいろいろな抗原に対応できる多様な細胞が準備され、この中から自分の成分に反応する細胞が取り除かれる。このしくみはやや複雑である。人間の遺伝子の数は限られているのに、無数の敵に反応できるのはなぜか。長年にわたって研究者を悩ませてきた問題だ（P.29コラム「遺伝子の基礎知識」参照）。この問題を解決したのが利根川進である。当時、遺伝子 DNA は変化しないものと考えられていた。利根川が発見したのは、B 細胞の抗体遺伝子が再構成されるという事実だった。免疫グロブリン IgG は長い H 鎖と短い L 鎖からできている。2本の H 鎖と2本の L 鎖が結合して Y の字の形をつくっている（図5-2）。Y の字の二つに分かれた先端の部分が抗原を認識する部分で、

この部分の遺伝子はいくつかの領域に分かれている。それぞれの領域について数個から数百個の種類の遺伝子があり、B細胞ができるときに各領域から一つずつ遺伝子が選び出される。したがって、非常に多くの組合せの遺伝子型ができることになる。その組合せがH鎖にもL鎖にもあるので、さら

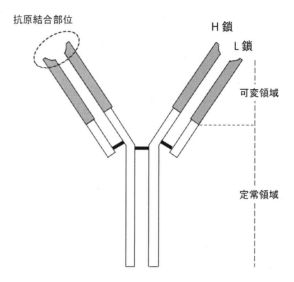

図5-2　免疫グロブリンIgGの構造

に多数の組合せが可能になる。こうして1000億種類以上の抗体遺伝子ができることになる。同様に、T細胞レセプターTCR遺伝子にも遺伝子の再構成が起こり、1000億種類以上のTCR遺伝子ができる。これだけの種類があって、しかも実際に抗原に出会った時には、自分の形を微調整して、ぴったりの形に変化するしくみもある（後述）ので、ほとんどすべての敵に対応できる多様性が生まれるのだ。

　一方、遺伝子再構成でできたランダムな種類のリンパ球のうち、自分の成分に全く反応しない細胞は死んで除かれてしまう。自分の成分に全く反応しない細胞の中には、どんな抗原にも全く反応できない細胞が含まれているので除かれてしまう。また、自分の成分に強く反応する細胞も取り除かれる。自分の成分に強く反応する細胞が間違って末梢に出てしまった場合には、末梢でこの細胞を無力化してしまうシステムもある。こうして、自分の成分に適度に反応できる細胞だけが生き残る。このような適度な反応性をもつ細胞は、末梢に出たときに自分の成分よりももっと強く反応する抗原に出会うことが期待できる。これが免疫寛容のしくみだ。

　自分の成分に強く反応する細胞を無力化するT細胞は制御性T細胞とよば

れている。これを発見したのは坂口志文である。1960年代に、免疫反応を抑える T 細胞の存在が想定され、サプレッサー T 細胞とよばれた。1969年にはマウスの胸腺を除去すると、自己免疫反応が起こることが知られるようになり、サプレッサー T 細胞の存在がさらに信用されるようになった。しかし、1983年には、該当する遺伝子が関連するゲノム領域にないことがわかり、サプレッサー T 細胞の存在は否定された。当時、「免疫学でサプレッサー T 細胞ほど信用を失墜した概念はない」といわれるほどだった。こうした中で、胸腺除去後の自己免疫反応を研究していた坂口は制御性 T 細胞を発見し、その後、その存在が一般に認められるようになった。制御性 T 細胞の発見は自己免疫疾患の解明に寄与するものと期待されている。

　抗体について、もう少し詳しく説明しよう。抗体の基本形は IgG で、前述のように 2 本の重鎖 (H 鎖) と 2 本の軽鎖 (L 鎖) が結合して、Y の字の形をしている (図5-2)。抗体には、その他に IgM、IgA、IgD、IgE がある。IgA は分泌液の中に多く含まれている。例えば唾液や初乳などだ。IgE はアレルギー反応を引き起こす主役である。IgM は IgG のような基本分子が五つ集まってできている。抗体ができるとき、B 細胞は最初に IgM 抗体をつくるが、時間がたつにつれて、抗体としての力が強い IgG に変換される。これを抗体のクラススイッチとよぶ。さらに、抗原の形にぴったりと合うように IgG 抗体が変化する。この過程を親和性成熟とよんでいる。大手の洋服屋さんではいろいろなサイズの既製服を用意しているので、大抵の場合、ほぼ自分に合うサイズの服が見つかる。さらに裾直しをしてもらうと、ぴったり体に合うようになる。親和性成熟とは裾直しのようなものだ。お得意様台帳にサイズを記入して登録すると、次回からスムーズに注文できる。このようにしてどのような抗原に対してもぴったりと反応できる抗体ができ、しかもリンパ球によって記憶される。

　抗体は敵を撃退するために四つの方法を用いる。第一に、有害な物質に結合して無害化する。これを中和反応という。第二に、マクロファージなどの食細胞による貪食を促進する。マクロファージは IgG に対するレセプター (受容体)を持っているので、敵に結合した抗体はマクロファージに結合しやすくなる。第三に、補体という一群の分子を刺激する。補体は活性化されると、最終的に細菌の壁に穴をあけて細菌を殺す。最後に、抗体が結合した細胞はキラー T 細胞によって殺されやすくなる。

免疫系の分業

ここまで自然免疫と獲得免疫を区別して説明してきた。しかし、自然免疫と獲得免疫は別々に独立して働くものではない。自然免疫で対応できない場合、情報が送られて獲得免疫が働きだす。逆に獲

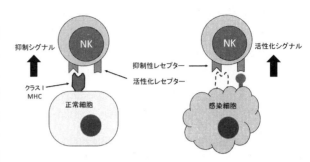

図5-3　ナチュラルキラー（NK）細胞の抑制性レセプターと活性化レセプター　正常細胞は NK 細胞を抑制するが、MHC を出さない感染細胞は NK 細胞を活性化する。

得免疫で対応できない敵は自然免疫が対応する。ウイルスは免疫系の攻撃を避けるために、感染した細胞に働いて MHC クラス I 分子を出させないようにすることがある。こうなるとナチュラルキラー細胞の出番だ。

ナチュラルキラー細胞には抑制性レセプターがある（図5-3）。このレセプターは抗原ペプチドが乗っていない MHC クラス I 分子を認識する。ほとんどの正常細胞は MHC クラス I 分子をもっているので、正常の細胞に出会ったナチュラルキラー細胞には抑制性レセプターから抑制のシグナルが入る。したがって、正常細胞によってナチュラルキラー細胞が活性化されることはなく、正常細胞が攻撃されることはない。ところが、ウイルス感染で MHC クラス I 分子を出せなくなった感染細胞はナチュラルキラー細胞の抑制性レセプターを活性化できない。こうして抑制がはずれたナチュラルキラー細胞は、キラー T 細胞がとりこぼした感染細胞を殺すことができる。このように自然免疫と獲得免疫はお互いに協力し合って敵と闘う。こんなに複雑でうまくできたシステムが人体には備わっているだ。

免疫と病気

先に触れたように、感染症の予防に免疫の機能を用いる試みは18世紀から始まった。不活化した細菌や毒を注射して体に抗体を作らせることをワクチン療法という。これは、人体が抗原に反応して自分で抗体を作るので能動免疫である。一方、既に出来上がった抗体そのものを予防や治療に用いることもある。

これを受動免疫という。

　免疫系は外来病原体から体を守るしくみだが、免疫系の働きが低下しても過剰になっても病気になる。免疫力が低下する病気が免疫不全、免疫の働きが過剰になる病気がアレルギーや自己免疫疾患だ。アレルギーと自己免疫疾患はどちらも免疫の過剰状態が原因だが、異物に対して起こるのがアレルギー、自分の成分に対して免疫反応が起こるのが自己免疫疾患だ。

　古くからアレルギーには四つのタイプがあるとされてきた。このうち、現在のアレルギーの概念に当てはまるのは1型アレルギーである。他の三つはアレルギーというよりも自己免疫で働く機序である。1型アレルギーではIgE抗体を持つ細胞にアレルゲンとよばれる抗原が結合することで症状が起こる。アレルゲンがIgE抗体に結合すると、これらの細胞からヒスタミンが放出される。ヒスタミンは血管を拡張させて、血管壁の透過性を亢進させる。血管の拡張によって組織が赤くなる（発赤）とともに、血液の成分が細胞外ににじみ出て組織が腫れる（炎症性浮腫）。こうして最終的に、アレルギーのいろいろな症状が発作的に出現する。花粉症や気管支ぜんそく、食物アレルギーなどが1型アレルギーの例だ。

　自己免疫疾患は、免疫寛容状態が壊れて、免疫系が自分に向かって攻撃する状態である。全身の自己免疫疾患は結合組織を攻撃することが多いので、「膠原病」ともよばれる。膠原病の共通の症状は関節炎、腎障害、肺炎、皮膚症状などである。

　自己免疫の正確な原因は不明だが、遺伝子の異常や年齢・性別などの因子、ホルモンの影響などが発症に関わっていると考えられている。また、細菌やウイルス感染、紫外線や放射線が引き金になる。1）組織の破壊によって自己の成分が異物として認識される、2）身体成分の構造が異物に似ている、3）身体の成分が外因によって変化する、などの機序が想定されている。

　自己免疫疾患には、全身に症状が起こる全身性自己免疫疾患と、臓器に症状が起こる臓器特異的自己免疫疾患がある。関節炎などのリウマチ性疾患も関連疾患に位置付けられる。全身性自己免疫疾患の代表的な病気に関節リウマチと全身性エリテマトーデスSLEがある。関節リウマチは30歳から50歳台の女性に多い関節の病気である。関節痛と関節変形をきたす。全身性エリテマトーデスは10歳から30歳台の女性に多く、いろいろな自己抗体が出現する。例えば、

抗核抗体、抗DNA抗体などだ。症状も多彩で、蝶形紅斑（顔にできる蝶の形をした赤い発疹）、関節炎、肝機能傷害、腎障害、肺炎などが出現する。

　これまでの免疫学の歴史を振り返ると、20世紀までは獲得免疫が免疫学の中心だった。21世紀に入って、自然免疫に関する理解が進み免疫学の内容が一変した。さらに、腫瘍免疫や自己免疫疾患の解明など、現在研究が進行中の分野も多い。今後も免疫学の重要性はますます大きくなるものと思われる。

第5章のまとめ

1）免疫系は体を防御するシステムだ。
2）自然免疫は敵の集団を見つけて無差別に攻撃する。
3）自然免疫で見逃した敵は、樹状細胞がその情報を獲得免疫に伝え、獲得免疫が始動する。
4）獲得免疫は、特定の敵を探し出して集中的に襲いかかる。そのために敵を特異的に認識するシステムが使われる。
5）獲得免疫には多様な敵に対処するためのシステム（多様性）や、自分自身の成分を攻撃しないシステム（免疫寛容）、敵を記憶しておくシステム（免疫記憶）が発達している。
6）免疫機能が過剰になるとアレルギー、免疫寛容のシステムが壊れると自己免疫疾患になる。

参考文献

トゥキディデス（久保正彰訳）『戦史』中央公論新社　2013
審良静男、黒崎知博『新しい免疫入門』講談社ブルーバックス　2014
河本宏『マンガでわかる免疫学』オーム社　2014
谷口克編『別冊日経サイエンス110　免疫の最前線』1994
ダニエル・M・デイヴィス（久保尚子訳）『美しき免疫の力』NHK出版　2018
ニュートン編集部「免疫の暴走を防ぐブレーキ役『制御性T細胞』は、いかにして発見されたのか」Newton 37（8）, 134-137, 2017

第6章　感染症（1）

インフルエンザと新型コロナウイルス感染症

もし1000万人以上の人々が次の数十年で亡くなるような災害があるとすれば、それは戦争というよりはむしろ感染性の高いウイルスが原因の可能性が大いにあります。ミサイルではなく微生物なのです。

ビル・ゲイツ（塚本恵理子訳）

絶滅するのは人類か、ウイルスか……

映画『アウトブレイク』の帯広告から

ものをこわがらなさ過ぎたり、こわがり過ぎたりするのはやさしいが、正当にこわがることはなかなかむつかしい……

寺田寅彦

　人類に大きな厄災をもたらす出来事が起こるとしたらそれは何だろうか。核戦争、大地震や火山大噴火などの自然災害、気候変動、小惑星の衝突などの可能性が挙げられるだろう。そうした中で、新型インフルエンザのパンデミックは必ず起こるといわれてきた。映画『アウトブレイク』は、未知のウイルスが人間に襲いかかる近未来の世界を描いている。そして2021年現在、まさに人類は新型コロナウイルスとの闘いのさなかにある。絶滅するのはウイルスだろうか、それとも人類だろうか。

　2019年12月、宮崎県延岡市で鳥インフルエンザが発生した。インフルエンザを出した養鶏場のニワトリは全羽屠殺処分となった。なぜ、全羽屠殺する必要

があるのか。また、なぜ鳥インフルエンザがこれほど大きなニュースになるの
だろう。

前章では免疫のしくみについて学んだ。これから2章にわたって、その免疫
系が闘うべき相手、ウイルスと細菌による感染症について話すことにしよう。
本章では、インフルエンザに焦点をあてるが、2019年12月に発生した新型コロ
ナウイルス感染症Covid-19にも触れる。

ここ数年、多くの新しい感染症が毎日のように新聞紙上を賑わすようになっ
た。毎年、季節性インフルエンザばかりでなく、鳥インフルエンザの流行状況
も詳細に報道される。その他にも、エボラ出血熱、ジカ熱、そして新型コロナ
ウイルス感染症Covid-19の出現がある。このように、最近、50年の間に新し
く出現したり、再出現したりした感染症が多くあり、人類と感染症の新たな闘
いが始まっている。

新興感染症と再興感染症、パンデミック

1970年代以降に新たに出現した感染症を新興感染症という。主な新興感染症
には、新型インフルエンザ、エボラ出血熱、HIVウイルスによるエイズ
AIDS、サーズSARS、マーズMERS、ジカ熱、新型コロナウイルス感染症
Covid-19などがある。一方、一度は収束したものの再び猛威をふるうようになっ
た感染症のことを再興感染症という。結核や淋病、日本脳炎などがこれに含ま
れる。1993年、世界保健機関WHOは、新興・再興感染症に対する地球規模の
監視体制の確立が急務であると声明を出している。

感染症が一つの地域で流行することをエンデミックというが、流行が世界中
に広まるとパンデミックになる。パンデミックは人類にとって非常に危険な状
態だ。これまで最も被害の大きかったパンデミックはローマ帝国時代のペスト
で約1億人が亡くなったとされている。第2位も1300年代にヨーロッパで流行
したペストで5000万人が死亡している。その後もペスト、コレラ、インフルエ
ンザは何回もパンデミックを起こしている。またエイズによるパンデミックも
有名である。近年のパンデミックの一つに2009年の新型インフルエンザがある
が、インフルエンザによるパンデミックについては、後ほど説明する。エイズ

については次章で述べる。

　それではパンデミックを未然に防ぐにはどうすればいいだろう。人の感染症のほとんどは野生動物が起源だと考えられている。例えば、エイズウイルスHIV の起源はチンパンジー、B 型肝炎ウイルスはサル、A 型インフルエンザウイルスは野生のトリ、ペストはネズミ、デング熱は旧世界ザルとする説が一般的だ。

　動物の病原体がヒトの病原体になるまでには、いくつかの段階がある。第一段階は動物の体内だけに病原体がいる場合。第二段階になると、病原体は動物からヒトに感染するようになるが、ヒトからヒトへの感染はない。第三段階では、ヒトからヒトへ感染して小さな流行を起こすが、短期間で終息する。第四段階では、動物からヒトに常に感染が起こるようになり、ヒトからヒトへの感染も長期化する。第五段階になると、ヒトからヒトへしかうつらなくなり、ヒト固有のウイルスになる。家畜や野生動物とともに、これらの動物と接触する人々の体内にあるウイルスを監視すれば、パンデミックを予想して未然に防ぐことが可能になるかもしれない。

　日本では感染症分類により、届け出義務を課すことによって、感染症の監視体制を整備している。感染症分類では危険な感染症から順に1 類から5 類に分類する。1 類から4 類までは直ちに届け出る必要がある。最も危険とされる1 類には、エボラ出血熱、痘そう、ペストなどが含まれている。鳥インフルエンザや結核は第2 類に分類されている。新型コロナウイルス感染症 Covid-19が、第1 類から第3 類に準じる指定感染症に指定されたことは記憶に新しい。

ウイルスと細菌

　それでは、病原体の2 大巨頭ともいうべき細菌とウイルスの違いをみておこう。まず、何といっても大きさが違う。大腸菌は2 μmから4 μmの大きさがあるが、ウイルスはその10分の1 から100分の1 の大きさしかない。

　細菌は一つの細胞だ。細胞壁があって、核酸としてDNA とRNA を持っていて、リボソームを持っているので、タンパク質をつくるとともに自己複製して増殖する。一方、ウイルスはゲノムの遺伝子としてRNA かDNA のいずれかを持つが、タンパク質を合成することができず、自己複製することもできない。ウイルスは細胞を乗っ取って増殖する。このように自分で複製できない病

原体を生物といって
いいか、長きにわ
たって論争がある。
　ウイルスは核酸と
タンパク質からなる
（第2章）。タンパク
質としてキャプシド
という殻をもってい
るが、さらに外側に
エンベロープという
外被をもつものもあ

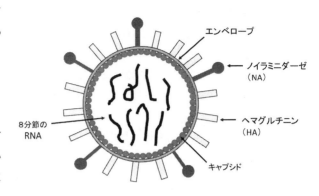

図6-1　インフルエンザウイルスの構造

る（図6-1）。ゲノム遺伝子として DNA をもつものと RNA をもつものがある。
DNA をもつものを DNA ウイルス、RNA をもつものを RNA ウイルスという。
DNA ウイルスにはヘルペスウイルスや子宮頸がんを起こすパピローマウイル
スなどがある。RNA ウイルスには、インフルエンザウイルス、コロナウイルス、
エイズの原因となるレトロウイルス、エボラ出血熱を起こすフィロウイルスな
どがある。
　多くの生物では DNA の情報は RNA を経てタンパク質に伝達される（セン
トラル・ドグマ）（P.29コラム「遺伝子の基礎知識」参照）。DNA ウイルスも
セントラル・ドグマにしたがって増殖する。DNA ウイルスはまず細胞に吸着し、
細胞内に侵入する。細胞内で殻を脱ぎ捨てて DNA を放出する。DNA は細胞
内の装置を使って複製するとともに、メッセンジャー RNA（mRNA）に転写さ
れ、タンパク質に翻訳される。こうして DNA とタンパク質からウイルスを再
び組み立てて細胞外に放出する。それでは、RNA ウイルスであるインフルエ
ンザウイルスの場合はどうだろう。

インフルエンザの脅威

　まずは、インフルエンザの歴史を振り返る。1358年、イタリアで初めてイン
フルエンザという病名が使われている。流行するという意味の「インフルエン
ス」が語源だとされている。1782年、イギリスで流行したときから、「インフ
ルエンザ」が病名として定着した。その後、ロシア風邪（1889年 -1990年）、ス

ペイン風邪（1918年 -1919年）などのパンデミックを引き起こしている。

　病原体を同定しようとする試みは19世紀の後半から活発になった。最初の候補となったのはインフルエンザ桿菌（ファイファー桿菌）である。1892年、ドイツのリチャード・ファイファーと日本の北里柴三郎はほぼ同時期に病原菌としてインフルエンザ菌を分離した。この細菌はインフルエンザの患者から高率に検出され、長い間、原因菌として認められることになった。後にインフルエンザの原因ではなく二次感染菌であることがわかったが、インフルエンザ菌という名前は現在までそのまま残っている。インフルエンザウイルスが発見されたのは、スペイン風邪大流行後の1933年のことである。イギリスのウィルソン・スミス、クリストファー・アンドリュウス、パトリック・レイドロウらはインフルエンザ患者のうがい液からインフルエンザウイルスの分離に成功した。

　このように、インフルエンザの歴史は古いにもかかわらず、まだ制圧というには程遠い状況にある。また、依然としてわからない謎も多くある。例えば、夏はどこにいるのか。どのようなしくみで新型ウイルスに変化するのだろうか。

　インフルエンザの原因となるウイルスには、Ａ型、Ｂ型、Ｃ型の３種類のウイルスがある。Ａ型は感染力が強く、ヒト、トリ、ブタにも感染する。ウイルスが変異しやすいので、Ａ型インフルエンザには多彩なタイプがある。季節性インフルエンザ、鳥インフルエンザ、新型インフルエンザの原因はすべてＡ型ウイルスから派生したウイルスである。Ｂ型ウイルスも感染力は強いが、ヒトだけに感染する。変異することはなく、深刻な流行は起こさない。Ｃ型ウイルスはほとんど幼児に感染するウイルスで、軽い風邪症状しか起こさない。したがって、一番問題になるのはＡ型ウイルスである。

　Ａ型ウイルスは、もともとは水鳥のウイルスだった。キャプシドとエンベロープを持つRNAウイルスで、ゲノムRNAは八つのセグメントに分包されている。ゲノムRNAがコードするタンパク質には、RNA合成酵素であるRNAポリメラーゼ、表面タンパク質であるヘマグルチニンやノイラミニダーゼなどがある（図6-1）。ヘマグルチニン（HA）にはH1からH16まで16種類の型がある。ノイラミニダーゼ（NA）にはN1からN9まで９種類の型がある。したがって、16×9とおり、すなわち144とおりのウイルスが存在することになる。ブタではH1N1、H3N2など、ヒトではH1N1、H2N2、H3N2など、カモではH1からH16、N1からN9のすべての組合せのウイルスが認められる。

インフルエンザウイルスは
細胞に侵入しRNAを放出す
る（図6-2）。ウイルスのゲ
ノムRNAからウイルスのタ
ンパク質が合成される。合成
されたRNAポリメラーゼは
ウイルスRNAを複製する。
こうして合成されたRNAと

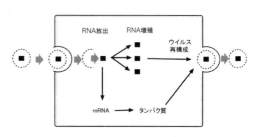

図6-2　インフルエンザウイルスの増殖

タンパク質からウイルスが組み立てられ、細胞外に放出される。こうしてイン
フルエンザウイルスは細胞を乗っ取って増殖する。

　毎年流行するインフルエンザは季節性インフルエンザとよばれている。季節
性インフルエンザは咳などの飛沫から感染する。インフルエンザに感染すると、
頭痛や高熱や寒気で急激に発症する。通常の風邪よりも急激に発症するので、
患者は発病の時期を覚えていることが多い。また、筋肉痛や関節痛など全身症
状が風邪より強いことも特徴の一つである。発熱は3日間ほど続く。高齢者の
場合は症状が軽いこともある。

　一方、自然宿主であるトリの間で流行しているインフルエンザを鳥インフル
エンザとよぶ。鳥インフルエンザには三つの種類がある。ウイルスに感染して
も症状を示さないのは無病原性鳥インフルエンザである。渡り鳥がインフルエ
ンザウイルスの運び屋となるのでやっかいだ。家禽類が渡り鳥からウイルスを
もらうと、軽い風邪のような症状を示す低病原性の鳥インフルエンザか、致命
的な高病原性鳥インフルエンザを発症する。低病原性鳥インフルエンザでは産
卵率の低下が問題となるぐらいだが、高病原性鳥インフルエンザが発生すると、
養鶏業者に大きな打撃を与える。濃厚に接触するとヒトにうつることもある。
さらに、鳥インフルエンザが変異して、今までにヒトの間で流行したことがな
い型のウイルスがヒトで流行するようになると新型インフルエンザとよばれる
ようになる。

　インフルエンザウイルスはきわめて変異しやすく、新型に変化して地球規模
のパンデミックを起こす可能性もある。ウイルスの変異には連続変異と不連続
変異がある。連続変異とは毎年少しずつ起こる変異だ。H1はH1のままで、「車
のマイナーモデルチェンジ」といってもいいだろう。これに対して、不連続変

異はHのタイプが変わってしまう「車のフルモデルチェンジ」だ。この変異によって新型ウイルスに変化する。通常、ウイルスのゲノムRNAに起こるランダムな変異は、ウイルスに致命的な欠陥を生じさせて消えていくことが多いが、薬や人間の免疫力の増強など、それまでのウイルスが増殖しにくい環境になると、適応力が強い変異ウイルスが登場することがある。こうして新しいウイルスが生まれ、ウイルスに多様性が生じる。

　ここまでの説明からもわかるように、新型インフルエンザとは決まった型のウイルスを指すわけではない。時間が経過して免疫ができると、新型インフルエンザとよばれていた新しい型のインフルエンザも季節性インフルエンザに分類されることになる。香港風邪を起こしたH3、ソ連風邪を起こしたH1も現在では季節性インフルエンザに分類されている。

　歴史上、これまでに数回インフルエンザのパンデミックがあった。有名なものは、1889年のロシア風邪、1918年のスペイン風邪、1957年のアジア風邪、1968年の香港風邪だろう。スペイン風邪は第一次世界大戦のさなかの1918年に突如として起こり、兵士によって世界中に拡散した。全世界での死者数は2800万人とも4000万人ともいわれている。現在では、H1N1型インフルエンザウイルスが原因であったことがわかっている。香港風邪の病原ウイルスはH3N2型であった。

　直近のパンデミックは2009年の大流行である。当初、ウイルス遺伝子すべてがブタ由来だったので、「豚インフルエンザ」とよばれた。しかし、その後の検討で、ウイルスはH1N1型で、トリ、ブタ、ヒトの3種類のウイルスがブタの体内で混合してできたウイルスであることが判明した。ある程度監視体制ができていたことや、中高年者に抗体を持っているヒトが多かったことから、被害が少なくてすんだ。

次にくる新型インフルエンザ

　それでは、次にくる新型インフルエンザを予想することはできるのだろうか。鳥インフルエンザから発生する高病原性のH5型、またはH7型が本命視されている。このH5型、H7型のウイルスが新型インフルエンザウイルスに変異しつつある証拠がある。

　日本では1924年にH7型鳥インフルエンザが発生したが、その後80年間のブ

ランクを経て、2003年から H5型の発生が続いている。歴史的にみても H1型、H2型、H3型のパンデミックに続いて、鳥インフルエンザ由来の H5型や H7型、さらには H9型の出現は避けられないと考えられている。

　トリ型ウイルスがヒト型ウイルスに変異して新型ウイルスができるメカニズムは次のように考えられている。一つは、鳥インフルエンザウイルスとヒトインフルエンザウイルスが体内で混ざり合って、新しいウイルスができるケースである。このような状況を遺伝子交雑という。第二に、鳥インフルエンザウイルスに変異が蓄積していって、新型ウイルスが誕生する可能性がある。2009年のインフルエンザはブタの体内で交雑が起こったことが新型ウイルスの原因だった。

　高病原性鳥インフルエンザ H7N7と豚インフルエンザ H1N1が交雑した場合を考えると、H7N7、H7N1、H1N7、H1N1の4種類のウイルスができる可能性がある。実際、ヒトの H7N9の由来については、野鳥の H7と N9がそれぞれ別個にアヒルに感染し、さらに H9N2をもつニワトリに感染してニワトリで H7N9ができ、それがヒトに感染したと考えられている。遺伝子交雑の危険性は、香港を含む中国南部で指摘されてきた。以前、この地域の野生の鳥の市場では多くの野鳥とアヒル、ニワトリが一緒に売られていた。このような環境から新しいウイルスが生まれた可能性が高いとされている。

　高病原性の H5N1型のウイルスはすでに世界的に広がっている。H5N1型の鳥インフルエンザは日本だけでなくヨーロッパ、ロシアで発生している。また、中国や東南アジア、トルコ、エジプト、カナダなどではトリからヒトへの偶発的な感染も報告されている。ウイルスに変異が起こってきていることも報告されている。H5N1型のインフルエンザウイルスが新型ウイルスに変わるのはもはや時間の問題とされている。

　H5N1型高病原性鳥インフルエンザウイルスが人間に感染するとどのような症状を起こすのだろうか。人類がこれまでに経験したことがないような、重症の全身感染症を引き起こす可能性がある。その場合には死亡率も高くなるだろう。これまでの偶発的な発症例の年齢分布をみると、患者や死亡者が子供や若者に集中している。1918年のスペイン風邪でも、25-34歳の死者が多かったことが知られている。

　一方、もう一つの高病原性鳥インフルエンザウイルスである H7N9型も中国

表　新型インフルエンザ　パンデミック・フェーズ

フェーズ	区分		説明	対策
1	前パンデミック期	動物に新型ウイルス	ヒトへの感染リスク低い	動物インフルエンザコントロール
2			ヒトへの感染リスク高い	・ヒトへの感染監視
3	パンデミックアラート期	ヒトへの感染確認	ヒトからヒトへ：なし	・迅速な検査体制の構築、実施
4			ヒトからヒトへ：小集団	早期封じ込め
5			ヒトからヒトへ：集団拡大	
6	パンデミック期	ヒトで感染拡大	ヒトで大流行	大流行対策

WHO（2005）を改変

　での感染が増加している。中国ではヒトへの偶発的な感染が増えていて、死亡率も高いことが報告されている。

　2005年、世界保健機関WHOは鳥インフルエンザに対するパンデミック対策の基本戦略を発表した（表）。感染の状況を、人への感染リスクが低いフェーズ1からパンデミック期のフェーズ6に分類し、監視体制を強めている。現在は、H5型もH7型も人から人への感染が非効率にしか起こらないフェーズ3に位置づけられている。これがフェーズ4に入ると、トリ型ウイルスがヒト型ウイルスに変異してヒトの間で流行するようになるので、早期の封じ込めが必要になる。最悪のシナリオは、ヒト型になった新型ウイルスが強毒性を保ったまま人間の間で大流行するパンデミックだ。このような事態だけは何としても防がなければならない。さらに、危険なのは鳥インフルエンザウイルスだけではない。豚インフルエンザが新型インフルエンザに変異する可能性があり、ブタウイルスに対しても監視体制の強化が求められている（P.79コラム「豚インフルエンザ」参照）。

インフルエンザ対策：予防と治療

　それではインフルエンザに対して、どのような対策が可能だろうか。まずはワクチン。ワクチンは発病を阻止することはできないが、重症化を防ぐことはできる。その他、手洗い、外出を防ぐ、うがい、咳エチケットを守る、などの注意が必要だが、これらの対策の有効性は確実なものではない。

　現在のワクチンはH1、H3、B型ウイルス混合液をニワトリの有精卵に自動

接種して、有精卵の中で増殖させてつくる。ヘマグルチニンに対する抗体を精製するので、HAワクチンとよばれている。

インフルエンザに対する薬も開発が進んでいる。タミフル、リレンザ、ラピアクタ、イナビル、シンメトレルなど数種類の薬が認可されている。ワクチンはウイルスの表面に結合してウイルスの侵入を防ぐが、タミフルはウイルスの細胞外への放出を防ぐ。したがって、抗ウイルス薬といってもウイルスを殺すわけではない。

一方、2018年の12月に新薬ゾフルーザが認可された。ゾフルーザはインフルエンザウイルスの複製を妨害するので、インフルエンザの増殖が抑えられる。ゾフルーザは1回の服用ですむので簡便で、しかも強力だ。しかし、耐性ができやすいという欠点がある。また、最近日本で開発された抗インフルエンザ薬にアビガンがある。アビガンはゾフルーザとは異なる機序でウイルスの増殖をとめる。ただし、アビガンはまだ一般の使用が認められておらず、緊急の場合、政府が許可した場合に限って使用可能とされている。

それでは、私たち一人ひとりは新型インフルエンザに対してどのような対策が可能だろうか。食料の備蓄、ワクチンの予防接種、高性能マスクなど事前準備をしておくにこしたことはない。大流行時には患者との接触を避け、封じ込めを図る以外に方法はない。現在のところ、新型インフルエンザはいつ、どの型が、どの地域から出現するかわからない。病原性は強いのか、ワクチンは間に合うのか、抗インフルエンザ薬は間に合うのか、事前の十分な対策が求められている。

新型コロナウイルス感染症

このように新型インフルエンザの発生に備えている中で、新型コロナウイルス感染症が発生した。2019年12月末、中国湖北省武漢の海鮮市場の関係者が最初の患者となった。それから1週間でウイルスの全塩基配列が決定され、新型のコロナウイルスであることが確定した。サーズSARSの時には全塩基配列決定に2ヶ月かかった。迅速な塩基配列決定には、近年とくに発展してきた次世代シーケンサーの技術が大きく貢献した。

コロナウイルスはRNAウイルスで、その突起（スパイク）が太陽の"コロナ"のように見えることからその名前がついている。日本では2020年1月末に「指

定感染症」に指定され、WHO は「緊急事態宣言」を出した。

　その後、Covid-19と命名された新型コロナウイルス感染症は世界中で大流行し、パンデミックとなった。3月、WHO によるパンデミック宣言、4月7日、日本で緊急事態宣言などが出され、外出自粛要請、休業要請が出された。世界規模でみれば、最初、中国で流行拡大したのち、イタリア、スペイン、アメリカ、ブラジルなどで爆発的な感染の広がりをみせ、世界中に広がった。日本でも3月以降、流行が拡大した。

　新型コロナウイルスの宿主は他のコロナウイルスと同様、コウモリとする説が有力だが、武漢の市場ではコウモリは売られていなかった。アナグマ、タケネズミ、ヘビなどの中間宿主を経由して人間にうつった可能性が指摘されている。

　初期の中国疾病対策予防センター CDC の報告書によると、感染しても症状が出ない人もいるが、多くの人は1日から14日で発症する。発症した人を100人とすると81人は風邪のような症状が7日ほど続き、その後軽快する。19人は重篤化して肺炎や呼吸困難を起こす。そのうちの5人は呼吸不全になり、2人は死亡する。その後、世界各地から集まってきたデータによると、味覚障害や嗅覚障害が起こったり、血管障害を合併したりする頻度も高い。血管障害は、軽傷の人の「しもやけ」から重症の脳梗塞、血管炎による川崎病まで、多彩な症状を呈する。

　致死率は年齢や持病によって異なる。高齢者に加えて、心血管障害、糖尿病、がん、慢性呼吸器疾患などをもつ人に高い死亡率がみとめられている。感染性と致死率をその他の感染症と比べると、致死率は季節性インフルエンザより高く、エボラ出血熱やサーズ SARS、マーズ MERS より低い。感染性は季節性インフルエンザやマーズ MERS、サーズ SARS、エボラ出血熱より高く、麻疹より低いとされている。感染のスピードはサーズ SARS よりかなり速い。

　新型コロナウイルスの感染予防対策は基本的に新型インフルエンザ対策と同じといってよい。ただ、インフルエンザが飛沫感染であるのに対して、新型コロナウイルスは飛沫核感染や接触感染の要素もあるとされている。また、非顕性感染者からも感染するといわれているので、かなり厄介である。新型コロナウイルス感染症ではとくにソーシャルディスタンシングの重要性が強調されている。

　2020年5月から6月にかけて流行はいったん収まったかのようにみえたが、その後、第2波の流行を経て、2020年末から第3波の大流行が始まった。2021年1月末の段階で、世界での累計感染者数は約1億46万人、死者は217万人（致死率2.2％）、日本国内の累計感染者数は約39万人、死者は約5700人（致死率1.5％）である。全世界で数種類のワクチンが開発され、数ヶ国で接種が開始され始めたところである。

　人類は新型インフルエンザ出現に備えていたはずなのに、今回の新型コロナウイルス感染症の流行拡大を防ぐことはまだできていない。新型ウイルスの性質が把握しにくかったことも一因だが、飛沫感染や空気感染する新型呼吸器ウイルス感染症の制御がいかに困難かわかる。今後も新型ウイルスが出現する可能性は非常に大きい。新型ウイルスの出現に備えて、世界規模での対策の確立が求められている。

第6章のまとめ
1）人類の歴史は病原微生物との闘いの歴史である。
2）人類は現在、新興感染症と再興感染症の問題に直面している。
3）A型インフルエンザウイルスは変異を起こしやすく、これまでにもたびたびパンデミックを起こしてきた。
4）21世紀の最大の脅威は、新型インフルエンザやCovid-19など、新型ウイルスによるパンデミックである。

参考文献
Gates, B. "The next outbreak? We are not ready." TED Talks, 2015／ビル・ゲイツ（塚本恵理子訳）「もし次の疫病大流行（アウトブレイク）がきたら？　私たちの準備はできていない」TED Talks, 2015
小宮豊隆編「小爆発二件」『寺田寅彦随筆集』第5巻　岩波書店　1993
フロリン・ディアク（村井章子訳）『科学は大災害を予測できるか』文藝春秋　2010
田口文章、滝龍雄、会田恵「インフルエンザ菌：誰が最初の発見者か」『日本細菌学雑誌』50（3）, 787-791, 1995
福岡伸一『生物と無生物の間』講談社現代新書　2007
アルフレッド・W・クロスビー（西村秀一訳）『史上最悪のインフルエンザ　忘れられたパン

デミック』みすず書房　2004

日経サイエンス編集部編『別冊日経サイエンス188　感染症　新たな闘いに向けて』2012

別冊宝島編集部『人類を脅かす感染症の正体』宝島社　2015

ニュートン別冊『ウイルスと感染症』ニュートンプレス　2015

出村正彬、古田彩「新型コロナウイルス　病原体の実像に迫る」『日経サイエンス』50（5），26-36, 2020

加藤茂孝『続・人類と感染症の歴史　新たな恐怖に備える』丸善出版　2018

ロバート・ウェブスター（田代眞人、河岡義裕監訳）『インフルエンザ・ハンター　ウイルスの秘密解明への100年』岩波書店　2019

水谷哲也『新型コロナウイルス　脅威を制する正しい知識』東京化学同人　2020

サイモン・メイキン「新型コロナウイルス　コロナウイルスはどこから来たのか」『日経サイエンス』50（5），37-39, 2020

M. フィシェッティ「特集　解明進む新型コロナウイルス　感染・増殖・防御の仕組み」『日経サイエンス』50（8），36-47, 2020

リチャード・E・ニュースタット、ハーヴェイ・V・ファインバーグ（西村秀一訳）『1976 起きなかった大流行　豚インフルエンザ事件と政策決断』時事通信社　2009

コラム　豚インフルエンザ

　2009年の新型インフルエンザは当初、豚インフルエンザとよばれた。実は、最初の豚インフルエンザは1976年にアメリカで起こっている。1976年1月、アメリカ東海岸の陸軍基地で少数の若い兵士に豚インフルエンザが発生した。当時、スペイン風邪の原因は豚インフルエンザだと信じられていたので（後に鳥インフルエンザと判明した）、スペイン風邪と同等の致死率をもつ可能性がある豚インフルエンザのパンデミックの脅威から国民を守るために、アメリカ政府は大規模ワクチン接種事業に乗り出した。しかし、予想外の副反応の出現もあり、国民の信頼を失墜させてしまったばかりでなく、パンデミック自身も起こらなかった。ニュースタットとファインバーグによる『1976 起きなかった大流行　豚インフルエンザ事件と政策決断』は、この事件の顛末を入念に追い、分析を加えている。パンデミック対策を考えるための基本図書として読み継がれている。

第7章　感染症（2）

エイズ、エボラ出血熱、結核

誰か知りあいが病気だと知るのは、病気だから知りあった人の場合とは違う。誰か、思ってもいなかった人が、まさかあの人がと信じていたような人がそうだと知るのは、たぶんそうなるだろうと思っていた人の場合とは違う。そんな違いがあるべきではない。でもあるのだ。かかった人はみな、かつてはかかっていなかったのであり、かかった人はみな、ひとつの喪失なのに。

レベッカ・ブラウン『体の贈り物』より

たしかにいま、人類はとめどなく増殖し、その居住地は拡大の一途をたどって、生物圏を大量絶滅の危機に追いやっているのではないか。

リチャード・プレストン『ホット・ゾーン』より

世界は一つ、健康も一つ　One world, one health

マンハッタン原則

　短編集『体の贈り物』（レベッカ・ブラウン著）は、コーディネーターの女性とエイズ患者の交流を描いている。エイズがまだ死ぬ病気だった時代の話だ。当時、エイズと診断されることは死を意味していた。その後、エイズの治療法は大きく進歩して、現在では死なない病気になった。ここでは、エイズとエボラ出血熱という致死率の高い二つのウイルス感染症を取り上げ、病気の発見から治療の進歩まで、それぞれの変遷をたどる。次いで再興感染症として再び注目を浴びている結核に触れる。

エイズあらわる

　始まりは1979年のアメリカだった。若い白人男性にニューモシスチス肺炎という珍しい肺炎が起こった。ニューモシスチス肺炎はニューモシスチス・カリニというカビの一種によって起こる肺炎だ。これは健康な人には病気を起こさない病原体だが、免疫力が低下した人に肺炎を起こす。1982年までに、同じく免疫力の低下した人に起こるカポジ肉腫やニューモシスチス肺炎が若い男性に続いて起こり、新しい免疫不全症として注目されるようになった。ここまでに発症した人はすべて同性愛者の男性だったが、その後、薬物中毒の人、血友病の患者、輸血を受けた人、患者の配偶者などに病気が広がっていった。この時点で、血液を介して広がる病気だろうと予想された。同じ1982年、この病気は「後天性免疫不全症」と名づけられた。英語名の頭文字をとって、エイズAIDSとよばれている。1983年、日本の新聞各紙は、「エイズに対して日本でも厳戒態勢に入った」と伝えている。この記事の中で「エイズは現代のペストである」と紹介されている。

　エイズの出現は人々を恐怖に駆り立てた。突然の発症、謎の病原体、高い致死率などがその原因だ。患者さんは特定の集団に多く、4Hとよばれた。ハイチ人 Haiti、血友病患者 hemophilia、同性愛者 homosexual、ヘロイン使用者 heroin だ。患者は偏見の目で見られるようになった。

　多くの有名人がエイズで亡くなっている。俳優のロック・ハドソン、アンソニー・パーキンス、ロックバンド、クイーンのフレディ・マーキュリーなどもその中に含まれている。

　現在では、エイズウイルスの由来と進展の様式がわかっている。エイズウイルスはもともと南西中部アフリカの小型のサルのウイルスだった。約200年前に、感染した小型サルをチンパンジーが食べてチンパンジーに広がった。1920年頃、チンパンジーハンターから人間社会に持ち込まれ、その家族からさらに村に広がった。その後、病院から地域社会に広まるようになる。1930年代に、この地域に移民労働者として入り込んでいたハイチ人が帰国したときにハイチに持ち込まれ、さらに1970年代に北米に入り込んでいった。そして、一挙に世界各地に広まったのだった。

ウイルス発見をめぐる熾烈な争い

　エイズウイルスの発見を巡って、フランスのモンタニエとアメリカのギャロの間で熾烈な競争が行われた。1983年、モンタニエは原因ウイルス LAV を同定したと発表した。翌年の1984年、アメリカ国立衛生研究所 (NIH) のギャロは原因ウイルスとして HTLV-III を同定したと発表した。同年、アメリカ保健省のヘクラー長官とギャロは共同記者会見を行い、「エイズの原因ウイルスが発見されたので、あと 2 年でワクチンができるだろう」と楽観的な予想を述べた。1985年、LAV と HTLV-III が同じものであることが判明し、後天性免疫不全ウイルス HIV という名前に統一された。しかし、ここで不可解な事態が起こる。二つのサンプルの遺伝子配列があまりにも似通いすぎていたのだ。ギャロが発表したウイルスの塩基配列は98％以上、モンタニエのウイルスの配列と同じだった。同じウイルスでも違う大陸で別々に増殖すると、その年月に比例して変異が蓄積してくるので、98％以上同じということはありえない。98％以上同じということは、別々に増殖するようになってからごく短い時間しか経過していないことを示している。しかも、1983年の初めに、モンタニエがギャロにサンプルを送っていたことが明らかとなった。ここに至って、ギャロが業績を横取りしようとしたのではないかという疑惑が持ち上がった。後に真相が判明した。その後の検証で、ウイルスのサンプルが混じってしまったことをギャロ自身が報告している。こうしてギャロの嫌疑は晴れたが、ノーベル賞はモンタニエが受賞することになった。

　ところで、1984年の時点では「2 年以内にワクチンができてエイズが制圧できるだろう」といわれていたのに、その後もワクチンはできず感染も拡大した。発生地域のアフリカに加えて、南アジア、東南アジア、アメリカ大陸、ヨーロッパに感染が広がってしまった。ワクチンはどうしてできないのだろう。まずは HIV の構造からみていこう。

HIV の生物学

　ヒト免疫不全ウイルス HIV はレトロウイルスという RNA ウイルスの一種だ。エンベロープをもっていて、キャプシドという殻の中に RNA と一緒に逆転写酵素やインテグラーゼという酵素をもっている。HIV はリンパ球の T 細胞に侵入して、自分自身を複製する。

　HIV などのレトロウイルスが発見されるまでは、細胞の情報は DNA から RNA、RNA からタンパク質へと一方向にしか流れないと考えられていた。フランシス・クリックが提唱したセントラル・ドグマである。しかし、レトロウイルスの発見によって、セントラル・ドグマに例外があることがわかった。レトロウイルスは逆転写酵素をもっていて、RNA から DNA を合成する（第 8 章）。

　HIV は T 細胞の表面にある CCR5 というタンパク質を足場として、T 細胞に吸着して侵入する（図7-1）。RNA を放出した後、自分自身の逆転写酵素の働きで RNA から DNA をつくる。新しく合成された DNA はインテグラーゼという酵素の働きで T 細胞の DNA の中に入り込んでしまう。こうして T 細胞の DNA を乗っ取って、自分自身の RNA とタンパク質を再生産して、新たなウイルスを大量につくる。増殖したウイルスは、細胞の外に放出される。同じ RNA ウイルスで

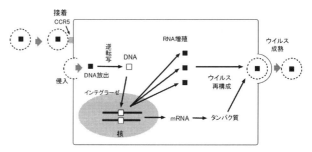

図7-1　HIV の増殖

もインフルエンザウイルスは逆転写酵素やインテグラーゼをもっていないので、DNA の中に入り込むことはできない。インフルエンザウイルスの感染が一時的なのに対して、HIV が持続的に感染する理由がわかる（図7-2）。

　HIV はとくにヘルパー T 細胞に感染する。ヘルパー T 細胞は免疫系の司令塔の役割をしているので（第 5 章）、ヘルパー T 細胞が

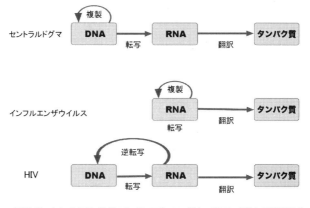

図7-2　セントラルドグマとインフルエンザウイルス、HIV の増殖様式

乗っ取られることによって免疫系の働きが低下する。感染したあと、ヘルパーT細胞の数が減るとともに免疫力が低下し、HIVの数は急激に増加する。エイズでは免疫力の低下によっていろいろな症状が起こる。多くみられるのは、感染症、リンパ系の腫瘍であるリンパ腫、カポジ肉腫、そして認知症である。通常は病気を起こさない弱毒の病原体が、免疫力が低下した人に感染して症状を起こすことを日和見感染という。エイズでは、ニューモシスチス肺炎やその他の真菌症、ヘルペス感染症などが起こる。感染期間が長くなると、結核、カポジ肉腫、カンジダ症、トキソプラズマ脳症、サイトメガロウイルス感染、悪性リンパ腫、エイズ脳症などが次々と起こってくる。

　2013年の時点では、新規HIV感染者の感染ルートは、同性間感染70％、異性間17％、薬、母子感染の順であった。

エイズとの闘い

　それでは、HIVに対してワクチンができないのはなぜだろう。それは、HIVが変異を繰り返して免疫系の目をあざむくからだ。ワクチンがなかなかできないので、研究者たちは治療の目標を感染予防から発症防止へと転換した。ウイルスの拡散と症状の悪化をくいとめる方向に戦略を転換して、新しい薬の開発に取り組んだ。その結果、高活性抗レトロウイルス療法（HAART療法）が開発され、エイズの死亡率が激減した。今やエイズは死なない病気といっても過言ではない。HAART療法では、ウイルスが細胞に侵入して増殖するいろいろな段階をブロックする。すなわち、ウイルスの侵入、逆転写酵素、インテグラーゼ、タンパク質分解酵素の各段階をブロックする薬を併用する（図7-1）。このHAART療法によって、日本の患者の生存期間は平均で13.3年延長した。エイズ感染者の数は増え続けているが、実際にエイズを発症する人の数の増加は感染者の増加に比べるとはるかに少ない。

　最近の感染者数をみてみると、全世界では3670万人の感染者がいて、毎年180万人の新規感染者が発生し、100万人の人が死亡している。日本では感染者数が約2万7000人、新規感染者が約1000人、死亡者が60人前後である。明らかに日本ではエイズは死なない病気となっているが、全世界の規模でみると、まだまだ十分な治療が行われていない。驚くべきことに日本人感染者の5人に1人は、感染に気づいていないといわれている。

　さらに、今後の治療についても光明が見えてきた。今後、有望な二つの戦略のうちの一つは、エイズを発症する前にウイルスが隠れている場所を見つけだして、潜んでいるウイルスを攻撃することだ。最近の研究によって新たなHIVの隠れ家がわかってきた。隠れ家となっている細胞は免疫系のメモリーT細胞や、樹状細胞、マクロファージなどである。

　もう一つの戦略は、「エリート・コントローラー」の秘密をさぐることだ。HIVに感染してもエイズにならずに長生きする人がいる。このような人々をエリート・コントローラーとよんでいる。このような人々がエイズにならない理由を解明できれば、治療にも利用できるはずだ。このようなアプローチから、エリート・コントローラーには２種類あることがわかってきた。第一のグループは、ヘルパーT細胞の入り口タンパク質CCR5に変異がある人々である。HIVはCCR5に結合してヘルパーT細胞に侵入する（図7-1）。エリート・コントローラーの中に、CCR5に異常があって、ウイルスが細胞に侵入できない人がいる。第二のグループは主要組織適合抗原MHCに変異がある人だ。第5章で述べたように、MHCは身分証明書の働きをしている。一般の人がHIVに感染すると、ヘルパーT細胞に感染したHIVは素早く変異して、ヘルパーT細胞を殺しながらどんどん増殖していく。感染したヘルパーT細胞は、キラーT細胞によって認識される前にウイルスによって殺されてしまうのだ。一方、MHCが変異したエリート・コントローラーでは、キラーT細胞が効率よく感染細胞を見つけだして、ウイルスが増殖する前に感染細胞を殺してしまう。服に付けている名札がピカピカ光っているようなものだ。現在、CCR5やMHCを標的にした治療法が開発中だ。今後さらに治療の選択肢が増えていくものと期待されている。

アフリカの奥地から突如あらわれたエボラ出血熱

　次の話題は映画「アウトブレイク」のモデルともなったエボラ出血熱だ。2013年12月にギニア、リベリア、シエラレオネの国境地帯にあるメリアンドウ村で、大木の洞穴で遊んでいた１歳半のエミールが死亡した。その後、家族の全員が死亡し、村の人々に広がっていった。この大木はエボラ出血熱の「グラウンドゼロ」とよばれている。

　2014年、この病気がエボラ出血熱であることが判明した。実は、エボラ出血

熱の小流行は以前からアフリカの中西部で起こっていた。最初に出現したのは1976年、アフリカのザイールだった。「エボラ」とはザイールに流れている川の名前だ。感染者318人、死者280人、死亡率は88％にのぼった。2000年のウガンダでの流行では、死亡率は53％だった。2013年12月に、エミールの死亡から始まった流行は、ギニア、リベリア、シエラレオネの３ヶ国にあっという間に広がっていった。自然宿主のコウモリからハンターへ、ハンターの家族から村へ、さらに病院から近隣社会に広まったと考えられている。コウモリを食べる習慣や埋葬の儀式で広がった可能性が指摘されている。

　発端となったエミールとその家族が属するキシ族は、３カ国の国境を自由に越えて活動していた。その後、患者は増えていくが、医療に対する偏見が強く、「患者だとわかると連れて行かれて帰ってこない」という噂が広まり、患者の存在は隠されるようになった。決定的だったのは、シエラレオネの有名な呪術師が感染して亡くなったことだ。その葬儀に３カ国から多数の参列者があったので、感染はリベリアとシエラレオネへ一挙に拡大した。2014年の４月にはWHOが「難しい課題の一つ」と声明を出している。

　2014年、ギニア、リベリア、シエラレオネの３カ国で、患者数は月単位でどんどん増えていった。2014年７月、感染対策の指揮をとっていたシエラレオネの医師が感染して亡くなり、世界に衝撃を与えた。同年８月、リベリアの首都、100万都市のモンロビアが封鎖された。物資も流通も滞るようになり、暴動が起こった。この期間に大都市で感染が一挙に拡大した。同年末、ようやく３カ国の政府、住民、国際社会の協力体制が整い、以後感染者は着実に減少していく。2016年３月、WHOは緊急事態終息宣言を出した。その中でWHOは「これは避けられた事態だった」と総括している。

エボラウイルス

　エボラウイルスはフィロウイルス科のRNAウイルスで、ひものような形をしている。感染してから発症するまでに５日から10日かかる。血液や体液からうつるが、驚くべきはその致死率で、感染した人の90％が死亡する。

　エボラウイルスはもともとコウモリのウイルスだった。コウモリからヒトへ、またはチンパンジーを経由してヒトのウイルスとなったと考えられている。血液を介してうつるので、医療従事者への感染が問題になった。ウイルスは皮膚

から入って、最初、マクロファージや樹状細胞などの免疫系の細胞に感染する。

　感染すると4-9日は無症状（潜伏期）の時期がある。発症すると、最初は発熱、筋肉痛、のどの痛み、倦怠感などのインフルエンザのような症状を訴える。その後、嘔吐や下痢などの消化器の症状や頭痛、貧血などの症状があらわれてくる。さらに、感染したマクロファージが凝固促進因子を放出するので、凝固因子が使われて枯渇してしまい、出血傾向を起こすようになる。これが出血熱と呼ばれる理由だ。その後、膵臓障害などから多臓器不全になって死亡する。

治療法を求めて

　現在のところ有効な治療法もワクチンもないので、患者を隔離して封じ込めるしかない。幸いなことに、血液から感染するので、患者と濃厚に接触した人しかうつらない。したがって、当初心配されたような重大なパンデミックは起こらずにすんだ。現在、数種類の治療薬が開発途中である。その中で有力と思われたのは、カナダのジー・マップ ZMapp という薬と、日本で開発されたアビカンだ。アビカンは抗インフルエンザ薬として開発された（第6章）。ウイルスの遺伝子複製を阻害する作用があるので、エボラウイルスにも有効だろうと期待されて、緊急用として使用された。エボラ出血熱治療薬として開発されたレムデシビルは有効性が確認されておらず、エボラ出血熱では認可されていない。2019年8月、治験によって2種類の薬の有効性が確認された。ZMappやレムデシビルと比較して、抗体薬 REGN-EB3 と mAb114を投与したグループでは、エボラ出血熱による死亡率がともに有意に低かった。

　エボラ出血熱は、2018年から再びコンゴで再流行している。WHOは再び緊急事態宣言を出して制圧にのりだしているが、紛争地帯であるために封じ込めはうまくいっていない。

エイズとエボラ出血熱からの教訓

　さて、人類はエイズやエボラ出血熱から何を学んだのだろう。HIVはアフリカ奥地のチンパンジー、エボラウイルスは洞窟のコウモリからヒトに感染するようになった。森林破壊により、野生動物に寄生していた未知のウイルスが人類に襲いかかったといえる。エイズもエボラ出血熱も人類がウイルスのすみかを荒らしたことが原因である。とくに、野生動物の肉を食べる習慣、ブッシュ

ミートが危険である。また、エイズの流行にも、エボラ出血熱の流行にも、社会的な要因が大きく作用した。無知や偏見や医療不信が流行を拡大させたといえるだろう。さらに、都市化と貧富の差が感染を拡大させる要因となったことも明らかだ。以上の教訓の上に立って、これからは環境と人間社会の共存を目指す One world, one health の考え方が必要だといわれている（マンハッタン原則）。

　ウイルスは常に変化して攻撃から身をかわす。一つのウイルスを制圧できたとしても、また別のウイルスが登場してくるので、ウイルス絶滅は不可能だろう。また、ウイルスにとって人間は格好のねぐらだ。人類の絶滅はウイルスにとっても危険な事態となる。したがって、ウイルスによって人類が絶滅することもないだろう。危険なウイルスを上手にコントロールしながら、ウイルスと共存していく知恵が必要である。

病原細菌の逆襲

　もう一つの主要な病原体、細菌については、薬もあり対策も進んでいるのでウイルスほど怖くはないような印象があるかもしれない。ところが、近年、病原細菌の逆襲が始まっていて危機的な状況も生まれつつある。

　私たちの体は細菌に取り囲まれている。ヒトの体の中には自分自身の細胞が10兆個あるのに対して、細菌は100兆個もいるといわれている。さらに、ヒトに病気を起こす細菌は100種類以上あり、全人口の３分の１が結核菌を、２分の１がピロリ菌を持っている。人間は病原細菌に対する対抗手段として、抗生物質という強力な武器を手にしている。

抗生物質の発見

　抗生物質を最初に発見したのはイギリスの細菌学者アレキサンダー・フレミングである。フレミングは黄色ブドウ球菌の研究に取り組み、菌の培養を行なっていたが、彼の実験室はいつも雑然としていた。ある日、散乱していたサンプルを捨てようとしたとき、黄色ブドウ球菌の培地に青カビが生えていた。青カビのまわりだけが透明で、菌が生えていなかった。彼は、青カビが細菌を殺す何らかの物質を分泌しているのに違いないと考え、青カビの培養にとりかかった。こうして青カビの培養液に抗菌物質が含まれていることを確認した。最初

の抗生物質、ペニシリンだ。フレミングの発見は「セレンディピティ」の例として知られている。セレンディピティとは、思いもかけない出来事が大きな発見につながる現象を指している。セレンディピティという言葉は「セレンディップの王子たち」という童話に由来する。王子たちは旅の途中で意外な出来事と遭遇し、思いがけない発見をする。科学の発展の歴史の裏には、多くのセレンディピティの物語がある。

抗生物質と耐性菌の "いたちごっこ"

　その後、多くの種類の抗生物質が発見され、多くの人々の生命を救ってきた。しかし、敵もさるもの、細菌は一筋縄ではいかない敵だった。強力な抗生物質があらわれ広く使われるようになると、抗生物質が効かない細菌が必ず出現してくる。これを耐性菌という。例えば、ペニシリンが使われ始めてから十数年後には、ペニシリンが効かないメチシリン耐性ブドウ球菌 MRSA が出現した。さらに、MRSA に対する特効薬としてバンコマイシンが発見されると、その後二十数年で、バンコマイシン耐性菌 VRA が出現した。最近では、基質特異性拡張型 β ラクタマーゼ（ESBL）産生菌やカルバペネム耐性腸内細菌科細菌（CRE）の登場が問題となっている。このように、抗生物質の開発と耐性菌の出現は、まるで「いたちごっこ」のようだ。

　それでは耐性菌はどのようにしてあらわれるのだろう。細菌の遺伝子も常に変異している。その中で、耐性遺伝子ができると、耐性遺伝子をもつ細菌集団から耐性遺伝子が放出され、いろいろな細菌集団の中に耐性遺伝子をもつ細菌が含まれるようになる。そのような細菌集団がヒトに感染し抗生物質に出会うと、耐性菌だけが生き残り増殖することになる。こうして耐性菌は蔓延していく。とくに長期間抗生物質を投与し続けると、他の細菌に邪魔されることなく耐性菌がゆっくりと確実に増殖できるので、耐性菌蔓延の原因となる。

　それでは、病原菌が抗生物質に対抗するのはどのような戦略によるのだろう。病原菌が用いる三つの戦略が知られている。第一に、細菌は抗生物質を分解する酵素をつくりはじめる。第二に、抗生物質を細胞壁の通路から外に捨てる機構を獲得する。第三に、抗生物質が作用する自分自身の構造を変化させ、抗生物質が働かないようにする。

　耐性菌の問題は今後も医療上の大きな課題となるだろう。とくに多くの抗生

物質が効かない多剤耐性菌、いわゆる「スーパー耐性菌」が出現し、地球規模で広がっている。製薬会社は抗生物質の開発に消極的だ。新しい抗生物質を開発しても数年後には売れなくなる可能性が強く、採算が合わないからだ。一方、研究者たちは、海洋細菌や土壌の共生微生物など、新しい環境の微生物のゲノムの探索に乗り出している。このような新しい環境は未知の抗生物質の宝庫と考えられるからだ。

結核菌との闘い

　再興細菌感染症の代表は結核である。結核は、以前は死に至る病として重要だった。結核で多くの人が亡くなっているが、その中には、ブロンテ姉妹、チェーホフ、ショパン、日本でも沖田総司、樋口一葉、正岡子規、高杉晋作など多くの有名人が含まれている。

　人間と結核菌の闘いの歴史を振り返ると、1921年にBCGワクチンが開発され、1943年に初めての抗結核薬ストレプトマイシンが登場した。その後も抗結核薬が次々と開発され、4剤併用療法も確立したので、結核は克服されたかのように思われた。しかし、2000年代に入ると多剤耐性菌が出現するようになり、新たな脅威として浮上している。結核はアフリカ、中南米、ロシア、ヨーロッパを中心に世界中で患者が発生している。先進諸国の中では、とくに日本での結核罹患率が高い。また世界中で超多剤耐性菌が確認されている。

　最近わかってきたことは、結核菌に七つの系統があり、とくに東アジアの型が強毒で耐性菌ができやすいことだ。弱毒菌をたたくことで、致死的な強毒菌が増殖する。超多剤耐性結核菌の制圧は今後の大きな課題となっている。

　結核は現在、感染症の死因ではエイズについで2位の位置にいる。世界の人口の3分の1は結核に感染していて、そのうちの10人に一人は実際に結核になる。また、全世界で20秒に一人が結核で死亡している。住環境や差別などの社会環境が感染の拡大の要因となっている。研究者は新しい薬の開発に乗り出していて、新しい薬の開発に向けて展望が開けつつある。

第7章のまとめ

1）森林破壊により、野生動物に寄生していた未知のウイルスが新興感染症として人類を襲う。
2）エイズ感染者は年々増加している。まだワクチンはできないが、ウイルスの複製を抑える薬物の組み合わせで、エイズは死なない病気になった。
3）エボラ出血熱は中央アフリカや西アフリカの諸国で数回に渡って猛威をふるっている。治療薬の開発が進行中である。
4）結核をはじめとする病原細菌の逆襲が始まった。耐性菌が出現し、再興感染症として注目されている。

参考文献

レベッカ・ブラウン（柴田元幸訳）『体の贈り物』マガジンハウス　2001
リチャード・プレストン（高見浩訳）『ホット・ゾーン．エボラ・ウイルス制圧に命を懸けた人々』早川書房　2020
Bryson, B., The Body, A Guide for Occupants, Doubleday, New York, 2019
福岡伸一『生物と無生物の間』講談社現代新書　2007
別冊宝島編集部『人類を脅かす感染症の正体』宝島社　2015
ニュートン別冊『ウイルスと感染症』ニュートンプレス　2015
ドナルド・R・キルシュ、オギ・オーガス（寺町朋子訳）『新薬の狩人たち』早川書房　2018
日経サイエンス編集部編『別冊日経サイエンス188　感染症　新たな闘いに向けて』2012
サリー・レーマン「凶暴になる結核菌」『別冊日経サイエンス 204　先端医療の挑戦』pp. 52-58, 2015
「感染症との新たな戦い　アウトブレイク」朝日新聞グローブ195、2017年7月2日付

第8章　がんの話

確かにがんは強敵だ。急に目の前に立ちはだかったかと思えば、体調や人との
付き合いに様々な面倒を引き起こし、私が生きる世界を変えた。
しかし、と思う。がんは、私という人間そのもののいったい何を変えたのか。

野上　祐

　がんの宣告はそれまでの人生を一変させる。しかも、誰もががんになる可能
性がある。現在、日本人の死因の１位はがんである。日本では1980年代に脳卒
中を抜いて１位になり、現在も増加し続けている。高齢化が進んでいることや、
医学の進歩で他の病気では死ななくなったことも関係している。現在では、日
本人の死因の30％をがんが占めている。一生の間に二人に一人ががんになる。
がんで死亡する確率は男性で25％、女性で16％である。

　男性では肺がんが増えている。女性では、乳がんや大腸がんが増加している。
全体でみると、膵臓がんの死亡率が上昇し、胃がんや肝臓がんは減少している。
明らかにピロリ菌や肝炎ウイルスの対策が進んだためと思われる。

がんとは何か

　腫瘍とは何か。腫瘍は「正常の細胞が異常細胞に変化して、自律的、無目的、
過剰に増殖したもの」と定義される。腫瘍のうち「悪性化して、周囲に浸潤し
たり、離れた臓器に転移したりするもの」を悪性腫瘍という。ところで、「がん」
という言葉には２種類の使い方があるので注意してほしい。医者が「がんです
ね」と言うときは、たいていの場合「悪性腫瘍」という意味で使っている。悪
性腫瘍全般を「がん」とよんでいるわけだ。一方、病理学の用語では「上皮性
の悪性腫瘍」を指して「がん」という。上皮組織というのは、皮膚や消化管粘
膜のように、体の表面をおおう細胞に起源をもつ組織である。例えば筋肉や骨

からできる悪性腫瘍は「がん」とはいわず、「肉腫」という。「骨肉腫」「平滑筋肉腫」などがその例だ。したがって、「がん」というときに、どちらの意味で使っているのか注意する必要がある。

　それでは、がん細胞と正常細胞の違いは何だろう。がんは勝手に増殖して死なない細胞だ。顕微鏡で観察すると、1）核が大きく核の境界が不規則になる、2）核が染色液で濃く染まる、3）核小体の数が増えて大きくなる、4）細胞質の面積が小さくなる、などの特徴がある。核が大きくなって細胞質が小さくなるので、核と細胞質の面積比（NC 比）は大きくなる。

　がん細胞はどれほどの数になったら検出できるのだろう。二十数回分裂を繰り返して1億個ほどになればX線で検出できるようになり、10億個ほどになれば触ってわかるようになる。末期がんでは1兆個のがん細胞が集団をつくっている。言い換えると、がんが見つかったときには、もう1億個以上のがん細胞が存在することを意味している。がんが肉眼で見えるようになると、「悪性新生物」といわれるように、周囲の正常組織とは全く異なって見える。したがって、肉眼でも容易に判別できるようになる。

　ここでがんの特徴をまとめておこう。がんの特徴は次の四つに要約できる。第一に、がん細胞には新しい血管ができて血液の供給が続く。したがって、生きた体に別の生物が寄生する状態になる。第二に、がんは自分で勝手に過剰に増えるので、周囲を圧迫したり、通過障害を起こしたりする。第三に、がん細胞は周囲の組織に浸潤して、組織を破壊する。第四に、がん細胞は離れた臓器に転移する。

　がんは発生段階によって早期がんと進行がんに分類される。がんの種類によって定義は少し異なるが、胃がんでは、粘膜下にとどまるものを早期胃がん、筋層にまで広がったものを進行胃がんという（第1章）。

　がんは浸潤し転移する。浸潤とは周囲の組織に直接広がることだ。大腸がんを例にとると、大腸がん細胞は腹膜に直接浸潤し、さらに腹膜からその他の臓器に広がっていく。一方、がん細胞が血管やリンパ管に侵入すると、遠くの臓器に流れ着いてそこで定着する。これが転移だ。それぞれ、血行性転移、リンパ行性転移とよんでいる。

　肝臓や肺は血行性転移が起こりやすい臓器だ。肝臓には門脈を通って消化器のがんが、肝動脈を通って肺がんや乳がんが転移する。また、全身の臓器から

の血液は、右心系を通って肺に集まるので、肺も転移が起こりやすい臓器だ。さらに、肺を通過して左心系に入ったがん細胞は脳や腎臓にも転移する。がん細胞によっては、特別に転移しやすい臓器をもつものがある。例えば、前立腺がんは骨に転移する頻度が高い。

がんはどのようにして生じるのか

　人類の歴史の上で、がんが最初に顔を出すようになったのはいつのことだろう。がんはエジプトのミイラにも見つかっている。古代ギリシアのヒポクラテスは、乳がんがカニの足のように四方に広がっていく様子から、「がん」のことを、カニを意味する「カルチノス Carcinos」とよんだ。英語の「キャンサー Cancer」の語源だ。

　では、がん細胞の発生のしくみはどの程度まで解明されているのだろうか。がん研究の歴史を振り返ってみよう。がんが発生する環境や職業がわかってきたことががん研究の幕開けとなった。環境や職業に関係する発がん物質を特定するために、世界中の研究者の間で競争が始まった。一方、ほぼ同時期に、動物にがんを起こす発がんウイルスが発見された。発がんウイルスの発見は、がん遺伝子やがん抑制遺伝子の発見へと展開し、発がん機構の解明に大きく貢献した。

化学発がん

　発端は18世紀のロンドンだった。産業革命後のロンドンでは多くの少年が煙突掃除夫として働いていたが、その煙突掃除夫に陰嚢がんが多発したのだ。原因物質として煙突の煤に含まれるコールタールが候補にあがった。化学物質が発がん物質であることを証明するには、動物で発がんが確認される必要がある。こうしてコールタールによる発がん実験が世界中で開始された。この競争に勝ったのは日本人の病理学者、山極勝三郎だった。山極はウサギの耳にコールタールを塗り続けて、ついに世界で初めて人工がんの発生に成功した。1915年のことだ。その後、1930年に発がん物質がコールタールから分離された。1956年にはタバコの発がん性が確定した。その後、職業がんの原因としてその他の

多数の化学物質が同定されている。最近では、アスベストによる肺がんや悪性中皮腫、印刷工にみられる胆管がんなどが話題になった。

がん遺伝子の発見

　がんを起こす化学物質の発見は、がん研究の歴史の中で画期的な第一歩となったが、もっと大きな進展はウイルスの世界からやってきた。がんウイルスの発見ががん遺伝子やがん抑制遺伝子の発見につながっていったのだ。

　山極勝三郎による実験発がん成功の4年前の1911年、ウイルスによってニワトリに肉腫ができることをラウスが発見した。ラウスは当時、ロックフェラー研究所に勤める若手研究者だったが、結核にかかり田舎で静養することになった。その静養先で、近所の農家の人がニワトリの間で流行している腫瘍についてラウスに相談した。興味をもったラウスは、腫瘍が伝染しているのではと考えた。そこで、ニワトリの肉腫組織の抽出物を他のニワトリに接種してみた。接種されたニワトリには肉腫ができた。さらに、その抽出物を素焼きの器で濾過してから注射してみたところ、濾過液を用いても肉腫ができた。当時、細菌は素焼きの器を通らないが、ウイルスは通ることが知られていたので、原因物質はウイルスだろうと考えられた（第2章）。こうして、ウイルスによってがんが生じることが確実となった。現在、このウイルスは「ラウス肉腫ウイルス」とよばれている。ラウスの発見は彼が30歳のときのことだったが、当時はその発見の意義が理解されることはなかった。その後、相次いでがんウイルスが発見されている。ラウスに遅れること2年、1913年には藤浪肉腫ウイルスが藤浪鑑の手によって発見されている。後年、ラウスはその功績が認められて80歳になってからノーベル賞を受賞した。

　がんウイルスがニワトリに肉腫のような悪性腫瘍を起こすのなら、ヒトのがんもウイルスによって起こるに違いない。こうしてヒトのがんウイルスに研究者の興味が集まり、ヒトがんウイルスの探索が世界中で活発に行われるようになった。当時、がん発生の仮説として有力視されたのは、ウイルス説（ウイルスによる発がん）、環境説（化学物質による発がん）、内因説（遺伝子異常による発がん）の三つであった。しかし、不思議なことにヒトのがんウイルスは見つからなかった。1974年、なかなか見つからない4大ミステリの一つに、雪男、ネッシー、UFOと並んで「ヒトがんウイルス」が挙げられている。

　一方、多くの研究者がヒトがんウイルスのハンティングに奔走する中、トリがんウイルスそのものに興味を持って、その発がん機構を研究するグループがあらわれた。1970年、テミンとボルチモアはラウス肉腫ウイルスの研究によって、RNAからDNAができることを証明した。この発見は、明らかにフランシス・クリックが唱えたセントラル・ドグマから外れるものだった。ラウス肉腫ウイルスは逆転写酵素とインテグラーゼをもち、細胞に侵入すると逆転写酵素によってRNAからDNAをつくる。さらに、インテグラーゼの働きによって細胞のDNAに潜り込む。このような逆転写酵素をもつRNAウイルスを総称してレトロウイルスという。ラウス肉腫ウイルスやエイズを起こすHIVはレトロウイルスの仲間だ（第7章）。

　1976年にはラウス肉腫ウイルスの全塩基配列が解明された。このラウス肉腫ウイルスの遺伝子の中に最初のがん遺伝子が見つかった。肉腫のことを英語でサルコーマ sarcoma というが、そのサルコーマから src 遺伝子と命名された。さらに驚くべきことに、src 遺伝子はニワトリの肉腫組織だけではなく、正常のニワトリやその他の動物、昆虫でも見つかったのだ。これは何を意味しているのだろうか。

　ニワトリが先か、卵が先か……。「ウイルスが先か、動物の細胞が先か」という疑問が浮かぶ。ウイルスの遺伝子が細胞に入り込んで定着した可能性がある一方で、細胞のDNAをウイルスが横取りしたとも考えられる。答えは細胞のゲノムのDNAを調べることで得られた。動物の細胞では、DNAからメッセンジャーRNA（mRNA）ができるときに、翻訳されないイントロンが取り除かれる。この過程をスプライシングという。ウイルスのがん遺伝子は、動物細胞のゲノムのDNAの中に、その部分部分が分断されてとびとびに入っていた。細胞のゲノムDNAのスプライシングによってできたmRNAが、ウイルス遺伝子と同じ配列をもつ（図8-1）。これは、もともと動物の細胞にあった正常の遺伝子がウイルスに取り込まれたことを意味している。つまり、

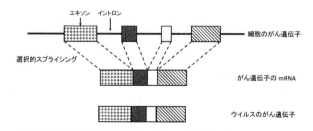

図8-1　細胞のがん遺伝子とウイルスのがん遺伝子

がん遺伝子とは動物の正常の遺伝子だったのだ。

　こうして、探索の対象はヒトがんウイルスからヒトがん遺伝子に移ることになった。最初に見つかったヒトのがん遺伝子は *ras* 遺伝子だ。その後、50種類以上のヒトがん遺伝子が見つかっている。がん遺伝子にはアルファベットの小文字3文字の名前がつけられている。*raf*、*mos*、*kit*、*myc* などだ。

　それでは、正常の遺伝子であるがん遺伝子の正体とは何だろう。どのような機能を担っているのだろうか。ほとんどすべての生物に見つかっているので、生命活動に重要な遺伝子であることは間違いない。一つの答えが、最初のヒトがん遺伝子が発見された翌年の1983年にもたらされた。当時、細胞を増殖させる因子の研究が盛んに行われていた。重要な細胞増殖因子の一つに、血小板から分泌される増殖因子、血小板由来増殖因子PDGFがある。1983年にPDGF遺伝子の構造、すなわち塩基配列が決定された。一方、ヒトのがん遺伝子の一つである *sis* 遺伝子を研究していたグループは、同じ1983年に *sis* 遺伝子の構造を決定した。驚いたことに、PDGF遺伝子と *sis* 遺伝子の塩基配列がぴったりと一致したのだった。こうして、*sis* 遺伝子からできるタンパク質はPDGFそのものであることがわかった。続いて、*erb B* 遺伝子産物が別の増殖因子、上皮成長因子EGFの受容体であること、*erb A* 遺伝子産物が甲状腺ホルモンの受容体であることが明らかになった。甲状腺ホルモン受容体は、遺伝子の発現にスイッチを入れる転写因子として働く。その後も、がん遺伝子の正体が次々と明らかになっていった。現在、がん遺伝子は機能的に次の五つに分類される。すなわち、1）増殖因子、2）増殖因子受容体、3）リン酸化酵素、4）Gタンパク質、5）転写因子である。

　がん遺伝子の発見は正常の細胞増殖のメカニズムの解明に大きく貢献した。がん遺伝子はつまるところ、細胞増殖をコントロールする細胞内情報伝達に関わる遺伝子群だったのだ。これらの遺伝子群は細胞増殖に対してアクセルとして働く。もしこの遺伝子群が、変化したり移動したりして活性化するとアクセルが入りっぱなしの状態になる。増殖因子や増殖因子受容体の異常が、過剰な細胞増殖を引き起こす。

がん抑制遺伝子の発見

　がん遺伝子の発見と前後して、がん抑制遺伝子も発見された。最初のきっか

けは、1969年のハリスの実験だった。正常細胞とがん細胞を融合した融合細胞はがん細胞にはならない。しかし、この融合細胞から一部の染色体が脱落すると、がん細胞になることがある。おそらく脱落した染色体の中にがん化を防ぐ遺伝子があって、その遺伝子が消失したためにがん化が起こったものと考えられた。1971年には、クヌドソンが別の観察をしている。子供に起こる網膜の腫瘍、網膜芽細胞腫には、家族・親戚に患者が多数あらわれる遺伝性の腫瘍と、遺伝性が全くない非遺伝性の腫瘍がある。遺伝性の場合、患者数は月齢とともに直線的に増えていく。一方、非遺伝性の場合は、患者数は放物線を描いて、指数関数的に増えていく。これは何を意味するのだろう。人間は父親と母親から染色体を受け取るので、対になった相同染色体をもっている。両方のがん抑制遺伝子が消失したときに腫瘍が発生すると考えてみたらどうだろう。1ヶ月に一つの遺伝子が消失する確率を a とすると、遺伝子が消失する確率は月数に比例して増加するので、生後 b ヶ月後に一つの遺伝子が消失する確率は $(a \times b)$ であらわされる。遺伝性の患者では出生時に一方のがん抑制遺伝子が消失した状態で生まれてくると仮定すると、生後 b ヶ月後にもう一方の遺伝子が消失する確率は $(a \times b)$ となり、腫瘍の出現は月数に比例して直線的に増加する。一方、遺伝性のないヒトで、両方の遺伝子が消失する確率は $(a \times b)^2$ となり、指数関数的に増加することがうまく説明できる。すなわち、網膜芽細胞腫の発生には、相同染色体の二つの遺伝子の機能喪失が必要であることを示している。これをクヌドソンのツーヒット説という。がん抑制遺伝子の存在を示唆する所見である。その後、最初のがん抑制遺伝子 p53 が分離された。次いで網膜芽細胞腫の原因遺伝子として Rb 遺伝子、家族性大腸腺腫症の家系から APC 遺伝子というがん抑制遺伝子が相次いで同定された。家族性乳がんの家系では BRCA1 と BRCA2 というがん抑制遺伝子に変異がみられる。現在では、BRCA1 か BRCA2 に病的な変異があると、50-80％の確率で乳がんになることがわかっている。

　それでは、がん抑制遺伝子の本来の機能とは何だろう。細胞が分裂してから次の分裂までのサイクルを細胞周期という。正常の細胞周期では細胞が傷害を受けると、細胞周期を止めて異常を修復する機構が働く。修復されなかった細胞はアポトーシスという細胞死のメカニズムによって取り除かれる（P.105コラム「アポトーシスとネクローシス」参照）。このように、生体には異常な細

胞が増殖しないような機構が備わっている。Rb 遺伝子は細胞周期を調節する遺伝子だった。Rb 遺伝子に変異があると、細胞周期を止めることができないので、異常な細胞が増殖してしまうことになる。

p53はストレス応答を調節する中心的なタンパク質で、ほとんどすべてのがんの発生に関係する。細胞にストレスがかかると、p53は DNA 修復、アポトーシス誘導、細胞増殖の制御、代謝調節などに働いて、異常な細胞が増殖しないように監視している。とくに重要な働きは、細胞周期のチェックポイントで異常細胞の細胞周期を止めると同時に、修復できない細胞にアポトーシスを誘導することである。したがって p53に変異があると、細胞増殖の抑制が効かなくなって細胞が暴走する。このように、がん抑制遺伝子とは、転写制御、細胞周期調節、アポトーシス誘導などを制御することによって、細胞増殖にブレーキをかける遺伝子群である。

がん遺伝子とがん抑制遺伝子の違いをまとめると、1）がん遺伝子はがん組織で活性化され機能が亢進するのに対して、がん抑制遺伝子はがん組織で不活性化されて機能を失う、2）がん遺伝子によるがん化作用は一方の遺伝子の変異だけで起こるが、がん抑制遺伝子のがん化作用は両方の遺伝子の消失がないと起こらない、ということになる。

正常細胞の細胞増殖、血管新生、細胞遊走、細胞生存にとって、がん遺伝子はアクセル役、がん抑制遺伝子はブレーキ役の働きをしている。がんとはアクセルが効きっぱなしか、ブレーキが壊れるかして細胞が暴走している状態ということができるだろう（図8-2）。言い換えれば、がんとは「新しくできた細胞」ではなく、「正常細胞の歪んだ状態」である。

がん遺伝子やがん抑制遺伝子の変異によってがんが起こる。しかし、通常は1個の遺伝子の変異だけでがんが発症するわけではない。大腸ポリープのがん化を例にとると、抑制遺伝子 APC、がん遺伝子 *ras*、抑制遺伝子 DCC、抑制遺

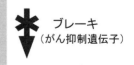

アクセル
（がん遺伝子）

細胞増殖
血管新生
細胞遊走
細胞生存

ブレーキ
（がん抑制遺伝子）

暴走　　　　　　　効かない！

図8-2　がん遺伝子とがん抑制遺伝子

伝子 p53 に次々に変異が起こってがんになることがわかっている。このように
がんの発症には複数の遺伝子の変異が段階的に蓄積する過程が必要である。こ
れを「多段階発がん」という。実際、多くのがんのゲノムでは、非常に多くの
体細胞変異が認められることがわかっている。

　では、このように多くの遺伝子変異ががん細胞で起こるのはなぜだろう。複
数の遺伝子変異の背景には DNA 修復遺伝子の変異があると考えられている。
遺伝子は紫外線や化学物質や微生物などの影響で絶えず損傷のリスクを負って
いる。したがって、細胞分裂のたびに一定の割合で DNA 配列に変異が起こる
が、これは体にとってきわめて危険なことなので、正常では DNA 修復遺伝子
が DNA の異常を修復するようになっている。がん細胞では、この DNA 修復
遺伝子に変異があるために、遺伝子が不安定になって、がん遺伝子やがん抑制
遺伝子に連鎖的に変異が起こるようだ。遺伝子の変異は年齢とともに増加し、
正常細胞が歪んだ状態になった細胞が「がん」であるといえる。これは、人間
が長く生きられるようになればなるほど、がんのリスクが高くなることを示唆
している。したがって、がんの根絶は不可能だろうと思われる。「老年期の死
は避けられないが、老年前期の死は避けられる」とリチャード・ドールは語っ
ている。現在では、治療の目標も変化しつつある。

　発がんの要因は次のようにまとめることができる。遺伝的な要因や環境要因
（化学物質、放射線、紫外線、微生物など）によって、がん遺伝子の活性が亢
進したり、がん抑制遺伝子の機能が低下したりする。こうなると、細胞はアク
セルが入りっぱなしの状態になって、異常増殖、不死化、浸潤、転移を起こす
ようになる。

　ヒトで発がんの原因となる微生物にはピロリ菌やウイルスがある。ヒトの発
がんに関係するウイルスには、成人 T 細胞白血病を起こす HTLV-1、肝細胞
がんを起こす B 型、C 型肝炎ウイルス（第 2 章）、子宮頸がんを起こすパピロー
マウイルス、リンパ腫を起こす EB ウイルス、カポジ肉腫関連ヘルペスウイル
ス（第 7 章）などがある。ヒトがんウイルスの特徴は、ニワトリのがんウイル
スとは違って、がん遺伝子を持たないことである。ヒトパピローマウイルスを
例にとると、ウイルスのタンパク質はがん抑制遺伝子産物である p53 タンパク
質や RB 遺伝子産物と結合して、これらのタンパク質の機能を抑制することに

よって、がんを引き起こすことが知られている。

がんとの闘い

　この難敵のがんをどのように攻略すればいいのだろう。通常、外科手術で摘出できるがんは手術で取り除き、必要に応じて再発予防のために放射線療法や抗がん剤治療が行われる。一方、手術できないがんは、放射線療法や抗がん剤で治療する。一般的に、放射線療法や抗がん剤治療には、嘔吐や食欲低下などの強い副作用を伴うイメージがある。がん治療の現在を知る前に、簡単にがん治療の歴史を振り返る。

がん治療の歴史

　紀元前400年頃、すでにがん手術が行われていた記録がある。本格的に手術が行われるようになったのは、1840年代に麻酔や消毒の方法が確立してからである。

　1946年には最初の抗がん剤が開発された。当時、ある種の貧血の原因が葉酸というビタミンの不足にあることがわかってきた。ハーバード小児病院の病理医であったシドニー・ファーバーは、貧血治療に葉酸が有効な例があることから、白血病にも葉酸が効くのではないかと考えた。しかし、白血病患者に葉酸を投与してみたところ、ほとんどの例で白血病が悪化した。ファーバーはこの実験的な治療のために非難を浴びることになったが、そこで彼は発想を転換した。葉酸で白血病が悪化するなら、葉酸の働きを抑える薬が白血病の治療に役立つに違いない。こうして、葉酸拮抗薬アミノプテリンが最初の抗がん剤となった。以後も次々に抗がん剤が開発された。最近まで抗がん剤といえば増殖細胞を殺す薬が中心だった。血液細胞、毛髪、消化器粘膜細胞など、増殖力の強い正常の細胞も一緒に殺されてしまうので、嘔吐などの消化器症状や貧血、白血球減少など比較的強い副作用を伴うことが多かった。

　1950年代から1980年頃までは「がんへの挑戦の時代」となった。外科手術では、がん組織と周辺組織を徹底的に、それこそ骨まで根こそぎとるような手術が行われるようになった。超根治的乳がん手術がその例である。内科的にも、多数の抗がん剤を併用して徹底的にがんをたたく方法が主流となった。血液系の副作用に対して骨髄移植が行われるようになった。患者の救命が優先され、

患者の生活が顧みられることはなかった。「可能な限り、根治手術を行うのは外科医のつとめ」「がん治療は、ノミを取り除くために犬の体を棒で叩くようなもの」といわれた。それにも関わらず、再発率は高く、がんによる死亡率は高いままだった。

現代のがん治療

がん治療に対する考え方が変わり始めたのは1980年頃からだ。患者の生活の質を尊重する「緩和ケア」が始まったのもその頃だ。現在、それぞれのがんに対して標準治療のガイドラインが示されている。さらに、それぞれの分野で新しいがん治療の方法が加わるようになった。

外科手術では、内視鏡手術や体腔鏡（ふっくうきょう）手術が発展してきた。大きく開腹、開胸することもないので、手術による浸襲が少なく、術後の回復も早い。しかし、技術的に難しいことや、取り残しが起こる危険性もあって、ときどき社会問題となることがある。

放射線療法では、がんに集中的に放射線を照射するガンマーナイフやサイバーナイフなどの定位照射の技術が開発されている。陽子線や重粒子線の利用も進んでいる。

抗がん剤についても、特定の分子だけに作用する分子標的薬が登場し、副作用の出現は減少している。分子標的薬には２種類ある。シグナル伝達阻害薬は、名前の末尾に「チニブ」がつく。イマチニブやゲフィチニブがその例だ。もう一つは、抗体を利用した薬で末尾に「マブ」がつく。トラスツマブやリツキマブがその例である。

シグナル伝達阻害薬の例として、イマチニブ（商品名、グリベック）をみてみよう。慢性骨髄性白血病では *bcr* と *abl* という２種類のがん遺伝子が融合するので、白血球が異常に増殖する。イマチニブは *bcr* と *abl* の融合タンパク質に結合してその働きを止めるので、細胞増殖が抑えられる。一方、抗体薬のトラスツマブ（商品名、ハーセプチン）は乳がん細胞の表面に出ているがん遺伝子 *her2* という受容体タンパク質に結合する。そのため、her2タンパク質を刺激する物質がher2タンパク質に結合できなくなるので、乳がん細胞の増殖が抑えられる。さらに、抗体が結合することで、がん細胞はナチュラルキラー細胞やキラー T 細胞に攻撃されやすくなる。最近では、トラスツマブに抗がん

剤を結合させて、抗がん作用を高める工夫もなされている。このように、分子標的薬は、より正確にがん細胞だけを攻撃するので、副作用が少なくてすむ。

　がん治療のもう一つの大きな進歩は免疫療法の発展である。がん細胞は変異したタンパク質を産生するので、ナチュラルキラー細胞やキラーT細胞など免疫系の細胞によって攻撃される。実際に多くのがん細胞は免疫系の攻撃によって消滅している。しかし、一部のがん細胞は巧妙にT細胞の攻撃をすり抜ける。

　免疫療法には、抗原や抗体を使う狭義の免疫療法と、免疫細胞を使う免疫細胞療法がある。初期の第一世代の免疫療法は丸山ワクチンなど、効果が不確かなものが多く、免疫療法というと怪しげなものと思われていた。その後、第四世代のハーセプチンなどの分子標的薬が現れ、特異的な方法が確立していった。

　さらに、最近、新世代の免疫療法として「チェックポイント阻害薬」が開発されている。T細胞は活性化されると、その表面にブレーキ役のタンパク質CTLA4や、T細胞を自殺させるPD1というタンパク質を発現する。T細胞の暴走を止めるための調節機構である。がんはこの調節機構を上手に利用する。樹状細胞が食べた腫瘍抗原はT細胞の表面にあるCTLA4に結合して、T細胞にブレーキをかける。また、がん細胞自身もPD1に結合するタンパク質を産生して、T細胞を自殺に追い込む。こうしてT細胞は無力化され、がん細胞は生き延びることができる。がん細胞はなかなかの難敵だ。

　最近注目されている免疫抑制解除薬（チェックポイント阻害薬）は、T細胞ががん細胞を攻撃できるようにする薬だ。イピリプマブという薬はT細胞のブレーキタンパク質CTLA4に結合するので、腫瘍抗原が結合できなくなる。また、ニボルマブ（オブジーボ）はT細胞の自殺誘導タンパク質であるPD1に結合して、がん細胞とPD1の結合を邪魔する。このようにして、がん細胞によるT細胞の無力化を抑え、がん細胞が免疫系によって攻撃されやすいようにする。2018年、イピリプマブを開発したジェームズ・アリソン（米、カリフォルニア大学）とニボルマブを開発した本庶佑（京都大学）がノーベル賞を受賞したことは記憶に新しいところだ。

　免疫療法のもう一つの戦略は免疫細胞療法、すなわちワクチン療法である。簡単に言うと、患者のT細胞や樹状細胞をとりだして腫瘍抗原などで処理する。このように、T細胞の免疫力を向上させてがん細胞を攻撃できるように調整し

てから、患者の体内に戻してやる。最近注目されているCAR-T療法では、T細胞に遺伝子を導入することによって、がん細胞を見つける能力とがん細胞を殺す能力を飛躍的に向上させる。今後、発展が望まれる治療法だ。2019年、CAR-T療法の薬、キムリアが認可された。その販売価格は非常に高額である。オブジーボと同じく医療財政への影響が懸念されている。

　最後に、自分でワクチン療法を試したラルフ・スタインマン教授（米、ロックフェラー大学）の話を紹介する。スタインマンは2011年、樹状細胞の役割を解明した功績によりノーベル賞を受賞した（第5章）。2007年、スタインマンは膵臓がんと診断された。彼は世界中の研究者と協力して、樹状細胞を使うワクチン療法を次々に考案し、自分の体で試した。2007年から2010年にかけて、数種類のワクチンの実験台となった。この実験的治療によって、彼の生存期間が延長したことは間違いないが、残念ながら4年後の2011年9月30日、治療の甲斐なく死去した。その3日後の早朝、スタインマンの自宅に一本の電話がなった。夫人が電話に出たところ、ノーベル財団からノーベル賞受賞を告げる電話だった。ノーベル財団の規定では、ノーベル賞は生存する研究者に与えられることになっている。財団委員会が検討し、受賞が決定したのは死去の前であったことを理由に、正式に受賞が認められた。

第8章のまとめ

1）がんは死因の第1位だ。
2）がん細胞は自律的に無制限に細胞分裂を繰り返し、ほかの臓器に転移する。
3）がん遺伝子やがん抑制遺伝子が多段階的に変異することによってがんが発症する。
4）がんは免疫系の攻撃をすりぬけるが、免疫系を活性化する新しい治療法が利用できるようになった。
5）外科治療、放射線治療、化学療法の分野でも治療法が日々進化している。
6）がんは老化の一つの形だ。寿命が延びるとともにがんになる確率は増える。

参考文献
野上祐『書かずに死ねるか　難治がんの記者がそれでも伝えたいこと』朝日新聞出版　2019

黒木登志夫『がん遺伝子の発見』中公新書　1996

ナタリー・エインジャー（野田洋子、野田亮訳）『がん遺伝子に挑む』（上・下）東京化学同人　1988

シッダールタ・ムカジー（田中文訳）『がん　4000年の歴史』早川書房　2016

国立がんセンター研究所編『「がん」はなぜできるのか』講談社ブルーバックス　2018

仲野徹『病理学講義』晶文社　2017

宮田満「登場した CAR-T 療法　実力と課題」『日経サイエンス』47（11），46-49, 2017

アヴェリー・D・ポージー、カール・H・ジューン、ブルース・L・レバイン「CAR-T 細胞でがんを攻撃」『日経サイエンス』47（11），50-56, 2017

ジェド・D・ウォルコック「がん免疫療法の新アプローチ」『別冊日経サイエンス 204　先端医療の挑戦』pp. 66-73, 2015

エリック・フォン・ホフ「がんワクチン新時代」『別冊日経サイエンス204　先端医療の挑戦』pp. 74-81, 2015

K・ハーモン「スタインマンの最後の闘い　自ら試したがんワクチン」『別冊日経サイエンス 204　先端医療の挑戦』pp. 82-87, 2015

コラム　アポトーシスとネクローシス

　細胞の死に方にはアポトーシスとネクローシスの2種類がある。ネクローシスは、個体の死と同じように、傷害によってもたらされる一般的な細胞死である。細胞は壊れ、細胞の内容が放出されるので、その後始末のために炎症反応が起こる。一方、アポトーシスは細胞の自発的な死で、発生・発達の段階で不要になった細胞が自発的に姿を消す仕組みである。細胞は細胞膜に包まれたまま断片化して食細胞に食べられる。したがって炎症反応を伴わない（食べ残しを捨てるとき、ゴミ袋に入れたまま捨てると掃除する必要はないが、袋が破れて中身が散乱すると掃除が必要になる！）。

　アポトーシスという言葉は「落葉」を語源とする。葉が散るとき、葉の根元の細胞がアポトーシスを起こす。その他の例には、1）オタマジャクシがカエルに変態するとき尻尾が消える、2）発生の過程で多数誕生した未熟な神経細胞のうち、神経線維連絡ができなかった神経細胞が消える、3）免疫寛容で、自己に反応するT細胞が消失する（第5章）、4）ウイルスに感染した細胞がキラーT細胞によって殺される（第5章）、5）細胞周期の途中で出現した異常な細胞が淘汰される（本章）、などがある。

第9章　プリオン病

人体にとって、遺伝子異常も、ウイルスも、細菌も脅威だが、
プリオンに比べればたいしたことはない……

ミッチェル・グリックスタイン（拙訳）

私たちの知るかぎり、タンパク質は独力で自らを複製することはない。
そう考えると、プリオンは生物学の世界全体でも断然異彩を放っているようで、
現代の驚異のひとつに数えてもよさそうだ。

ルイス・トーマス（一部改変）
ダニエル・T・マックス『眠れない一族』より

狂牛病と変異型ヤコブ病

　1986年、イギリスの牛に奇病が発生し流行した。病気にかかった牛は攻撃的になって、急激に歩けなくなり、衰弱して死亡する。この病気は狂牛病 mad cow disease と命名された。またたく間にイギリス国内に広まり、牛の伝染病と考えられた。狂牛病にかかった牛は音に対して過敏になり不安な仕草をする。持続的に鼻をなめたり、けいれんが起こったりする。病気が進むと、立ち上がるときに後ろ脚を広げて立つようになり、ふらつく。末期には攻撃的となり、興奮して転倒する。そのうち立てなくなって死亡する。

　翌年の1987年、狂牛病の牛の脳がスポンジのように海綿状に変性していることがわかり、正式にウシ海綿状脳症 BSE とよばれるようになった。ところで、このような海綿状の変化を脳に起こす病気は、すでに他の動物やヒトで知られていた。ヒツジの海綿脳症は「スクレイピー」という伝達可能な病気である。この時点で、狂牛病とスクレイピーの関連性が疑われた。翌年の1988年、つい

に原因が突き止められた。家畜の牛を簡単に太らせるために、ヒツジの肉と骨を砕いた飼料、すなわち肉骨粉を餌の中に混ぜていたのだ。スクレイピーにかかったヒツジの肉骨粉を食べた牛が狂牛病にかかったものと推測された。同じ年の7月に、イギリス政府は肉骨粉の使用を禁止した。その結果、イギリス国内では狂牛病の発生は激減した。ところが、肉牛の輸出は放置したので、狂牛病はヨーロッパや香港、北米に広がった。このことで、イギリス政府は後に世界中から非難を浴びることになる。狂牛病の流行からわかったことは、スクレイピーの病原体が「ヒツジからウシへうつる」ことだった。しかし、この時点ではヒトへの感染は予想されていなかった。

　事態が急展開したのは1994年のことだった。ヒトの海綿状脳症として知られていたクロイツフェルト・ヤコブ病にかかる若い人がイギリスで集団発生したのだ。それまでクロイツフェルト・ヤコブ病といえば、中高年に起こる非常に珍しい病気だった。当初、政府の科学者は狂牛病との関連を否定していた。しかし、1995年10月、有名な医学誌ランセットは、「狂牛病との関連についての議論は避けがたい」という記事を掲載した。次いで、1996年3月、イギリス政府は「狂牛病流行の混乱期に感染した牛を食べたことが原因かもしれない」と発表し、以後、変異型ヤコブ病とよばれるようになった。すぐに検証実験も行われた。変異型ヤコブ病で亡くなった人の脳のサンプルをマウスに注射する。一方で、狂牛病の脳のサンプルを別のマウスに注射して比較したところ、同じ病変がマウスに再現されたのだ。こうして、スクレイピー、狂牛病、変異型ヤコブ病の共通性が確認された。しかも、その病原体はヒツジ、ウシ、マウス、ヒト、すべてに感染性があることも証明された。現在では病原体は狂牛病の牛の脊髄や小腸に蓄積することがわかっているので、この危険部位を食べたことによって、人にうつったものと考えられている。

　2011年の時点で、イギリスで174人、世界で222人が変異型ヤコブ病を発症している。イギリスにおける狂牛病発生件数と変異型ヤコブ病の年次推移をみると、そのピークに8年ほどのずれがあることがわかる。感染してから発症するまでの期間、潜伏期は、変異型ヤコブ病の場合、約8年と考えられる。それでは病原体の正体はいったい何なのだろう。この病気の歴史を振り返りながら、この病原体がどのように解明されてきたかみていくことにする。

スクレイピー

　1700年代のイギリスで、ヒツジに奇妙な病気が流行った。病気にかかったヒツジはかゆみのために、自分の毛を岩や塀にこすりつける。「こする」の英語、スクレイプが病名の語源だ。病気のヒツジはその後、舌打ちをし、ふらつき、転倒し、急激に衰弱して死亡する。このヒツジの病気はイギリス全土に広がった。その後、いったん収束したが、散発的に世界中でみられるようになっていった。

　スクレイピーの病原体の性質についても少しずつわかってきた。スクレイピーの病原体はヒツジからヒツジへ、そしてヒツジからマウスへ病気を伝達することがわかった。この病原体の病原性や伝播性は、煮沸しても、凍結しても、タンパク質変性剤を使っても消滅しない。細菌だとしたら普通はこのような処理で死んでしまう。したがって、この時点で、ウイルスの可能性が考えられた。潜伏期が長いことから、「遅発性ウイルス感染症」に分類されるようになった。

クールーとガジュセック

　1950年代から1960年代にかけて、パプアニューギニアの原住民フォレ族の間で奇妙な病気が流行した。患者は手足が震え、歩きにくく、話しにくくなり、認知症になる。「震える」という意味の現地の言葉から、「クールー」とよばれていた。この病気はとくに女性や子供に多いことが特徴だった。

　1940年代に入って、オーストラリア人のパプアニューギニアへの入植が始まった。1950年代に巡察官がフォレ族と接触して、クールーの存在が知られるようになった。オーストラリア政府は医務官ジガスを派遣して調査させた。ジガスは精力的に血液や脳のサンプルを収集した。ここで、アメリカのウイルス研究者、ダニエル・カールトン・ガジュセックが登場する。クールーに興味を持ったガジュセックは現地に泊まり込み、ジガスの調査に加わった。ガジュセックはクールーの脳に海綿状変性が起こっていることを確認するとともに、この病気が人の脳を食べる「食人」（カニバリズム）の儀式と関係していることをつきとめた。フォレ族は故人への尊敬の意を表すために、儀式的な食人を行なっていた。働き盛りの男性が肉の部分を食べ、脳や脊髄は女性や子供に分け与えられた。女性や子供に多いのは脳や脊髄に病原体が多く蓄積していたためである。こうして、1957年、ガジュセックはクールーに関する論文を発表した。

　ガジュセックの論文を読んで、スクレイピーとの類似性に気づいたのは、ア
メリカの病理学者ハドローだった。彼はガジュセックに手紙を書いて、他の動
物に病気が伝達できるかどうか、ぜひ確かめてみるように勧めた。ガジュセッ
クは急いでアメリカに帰り、伝達実験を行った。彼はまず、クールーの脳抽出
物をチンパンジーの脳に注射して、クールーの発症を確認した。続いて、クロ
イツフェルト・ヤコブ病で亡くなった人の脳抽出物をチンパンジーの脳に注射
した。チンパンジーはやはりクールーのような症状を起こし、脳に海綿状脳症
ができた。こうして、スクレイピー、クールー、クロイツフェルト・ヤコブ病
の関連が実証された。ヒツジ、マウス、チンパンジー、ヒトの海綿状脳症は同
じ病原体によって起こることが明らかになったのだ。

クロイツフェルト・ヤコブ病

　クロイツフェルト・ヤコブ病は1920年と1921年にドイツの病理学者、クロイ
ツフェルトとヤコブが別々に報告した。初期の頃に報告された例は、遺伝性が
ない狐発性のクロイツフェルト・ヤコブ病だった。ただし、クロイツフェルト
が報告した例は現在の典型的なクロイツフェルト・ヤコブ病の基準からは外れ
ているので、この病気を「ヤコブ病」とよぶことを推奨する研究者もいる。

　狐発性のクロイツフェルト・ヤコブ病は中高年の人に発症する。早期に認知
症や、小脳障害による運動障害、視力障害が起こる。急激に進行して寝たきり
になり、関節も固まって動かなくなり、言葉も話せない状態になって、約2年
で死亡する。主な症状を列挙すると、人格変化、記憶障害、うつ状態、不眠、
判断力低下、思考力低下、視力障害などである。頭部CTで経過を観察すると、
脳の萎縮が猛烈なスピードで進む。脳の標本を色素で染めて顕微鏡で観察する
と、大脳皮質はスポンジのように多数の穴があいているように見える。これが
海綿状変化だ。

　現在、クロイツフェルト・ヤコブ病には三つの発症パターンがあることがわ
かっている。一つ目は散発性（孤発性）で遺伝性も伝染性も認められず原因が
わからないタイプ。二つ目は遺伝性（家族性）で一つの家系の中に患者が多く
現れる。三つ目が医原性で、医療行為でヤコブ病がうつったと思われるケース
である。

　最初の医原性ヤコブ病の報告は角膜移植の例で1974年のことだった。1977年

にはヤコブ病患者の体液で汚染された電極を脳内に装着したてんかん患者が、ヤコブ病を発症した。1984年と1985年には低身長治療の目的で成長ホルモンの投与を受けた患者にヤコブ病が発生した。そして、1987年、脳外科手術で使う硬膜の移植によってヤコブ病が発生した。

　問題となったのはドイツのB・ブラウン社の乾燥硬膜ライオデュラだった。2006年までに全世界で164例の人が感染した。そのうち、60％以上が日本人だった。日本では2017年の時点で152例の患者が報告されている。なぜ、日本でこれだけ多くの人が感染したのだろうか。アメリカでは1987年に最初の患者が発生した時点でライオデュラの使用が禁止になっている。また、イギリスでも1989年には禁止の措置がとられている。ところが日本では、乾燥硬膜によるヤコブ病の報告があったにもかかわらず、放置された。1995年にイギリスで変異型ヤコブ病が流行したのをきっかけに、厚生省がヤコブ病の全国実態調査に乗り出し、その時点で乾燥硬膜によるヤコブ病の例が数例見つかったのだ。こうして、1997年に日本でも乾燥硬膜の使用が禁止されたが、この間、乾燥硬膜でヤコブ病になった人々が国と輸入会社を提訴する事態になった。薬害ヤコブ訴訟である。

　最初に訴えたのは、大津市の谷三一さんである。谷さんの妻、たか子さんは34歳のときに脊髄空洞症の手術で乾燥硬膜の移植をうけた。1996年、41歳のときに発病し、最初は頭痛、怖い夢を見る、道に迷うなどの症状を示したが、そのうちトイレも一人で行けないようになった。同年5月に入院。入院2日目の自筆のメモには、震える筆跡で「ゆうべはこわいゆめをみた　わたしのゆめをぜんぶけそうとしている」と書かれている。すぐに娘さんの顔がわからなくなり、幻覚、幻聴が起こるようになった。6月には意識がなくなった。6月20日、全国狂牛病調査で「硬膜移植によるヤコブ病感染」の患者の存在が報道された。9月、谷三一さんは「ヤコブ病薬害訴訟を支える会」を結成し、同年11月、大津地裁に提訴した。たか子さんは2002年に46歳で死亡している。2017年8月、ようやく和解が成立した。この時点で訴訟は136件にふくれあがっていた。

致死性家族性不眠症

　もう一つ奇妙な病気がある。北イタリアの家族にみられる致死性家族性不眠症だ。これは、頑固な不眠を特徴とする遺伝性の病気で、中年期に自律神経の

異常と頑固な不眠を訴え、1年数ヶ月で死亡する。この病気も後に、脳の視床という神経核に海綿状変性があることがわかり、クロイツフェルト・ヤコブ病の仲間であることが判明した。視床は感覚や運動の情報を大脳皮質に中継する中継核で、意識にも関係する。

病原体の究明からプリオン説へ

　さて、ほとんどすべての病気が出揃ったところで、病原体の謎に迫ろう。先に触れたように、スクレイピーの病原体は煮沸しても、凍結しても、タンパク質変性剤で処理しても失活しないので、細菌ではなくウイルスだろうと推測された。ところが、イギリスの放射線学者ティクバー・アルバーが行った実験は、病原体がウイルスではあり得ないことを示していた。アルバーはスクレイピー病原体に放射線を照射し、失活するのに必要な放射線の強さを測定した。彼が描いた検量線によると、病原体はウイルスよりもずっと小さく、分子量15万程度、すなわちタンパク質の大きさほどしかなかったのだ。

　ここで、この病原体の特徴をまとめる。1）これまでに知られているウイルスよりもずっと小さい、2）放射線や熱や殺菌剤でも不活化できない、3）核酸分解酵素で分解できない、4）免疫反応を起こさない、5）感染性はあるが、遺伝する場合も、遺伝性や感染の証拠がない狐発性の例もあり、発症の様式はいろいろである。核酸をもたないのでウイルスでも細菌でもないようだ。ここで、いくつかの謎が浮上する。1）核酸をもたないのにどのようにして増殖するのだろう。2）免疫系によって攻撃されないのはなぜか。3）病気は感染で起こることもあれば、遺伝することもあり、そうかと思えば感染も遺伝もない例で起こったりすることもある。このような多彩な発症様式はどのようなメカニズムによるのだろう。遺伝性の発症やウイルス感染による発症、狐発性の発症など、がんも多彩な発症の仕方をする。また、がんも免疫から逃れる手段を持っている（第8章）。どうも「がん」に似た性格もあるようだ。

　1968年、イギリスの数学者グリフィスは二つの仮説をたてた。第一の仮説は「病原タンパク質Aが他の二つの正常タンパク質の結合を邪魔するので、結合できなくなって増加した正常タンパク質が病気を起こす」とする説だ。この仮説では病気がうつるメカニズムが説明できない。第二の仮説は「病原タンパク質Aが正常タンパク質Bをタンパク質Aと同じ形に変化させ、こうして増えた

病原タンパク質Aが病気を起こす」という説だ。この説は、病原体の感染性を説明できる独創的な説だったが、発表当時、タンパク質が病原体だとは誰も想像できなかったので注目されることはなかった。しかし、この説がプリオン説の原型となった。

　ここでスタンリー・ベン・プルシナーが登場する。アメリカのプルシナーはスクレイピーの脳の抽出液からタンパク質の精製を行った。その結果、単一のタンパク質にまで完全に精製することはできなかったものの、病原体を濃く含む液を得ることができた。そして1982年、「スクレイピーの病原体はタンパク質である」と発表した。その根拠は、病原体の感染性がタンパク質分解酵素やタンパク質変性剤の使用で、濃度依存性に低下したことにあった。プルシナーはこの病原性タンパク質を、「タンパク性感染性粒子」の英語名を短縮して「プリオン」と名づけた。プルシナーが行った実験は単純なものだった。病原体を多く含む液（半精製液）をいろいろな濃度のタンパク質分解酵素で処理した。異常タンパク質の濃度が低下すると感染性は減少し、タンパク質の濃度と感染性が比例した。プルシナーは異常タンパク質が感染性の原因であると結論づけた。

　プルシナーのプリオン説は、発表当初は疑問視する研究者も多かったが、正当性を裏付ける証拠が続々と集まっていった。その後、プリオンタンパク質の部分アミノ酸配列が判明した。驚くべきことに、プリオンタンパク質は動物やヒトの細胞に存在する正常のタンパク質だった。正常タンパク質と異常タンパク質の違いは、おそらくは立体構造、コンフォメーションの違いだけだったのだ。正常プリオンタンパク質は水に溶けるのに対して、異常プリオンタンパク質は立体構造が変化して、凝集して水に溶けなくなると考えられている。

プリオン仮説

　それでは異常プリオンタンパク質の感染性はどのように説明できるのだろう。ここでグリフィスの第二の仮説が脚光を浴びることになった。プリオン仮説によると、正常プリオンタンパク質は、異常プリオンタンパク質に出会うと立体構造が変化して異常タンパク質に変化する。こうして異常構造に変化したタンパク質が細胞内に蓄積し、凝集して水に溶けなくなって細胞傷害を起こすと考えられている（図9）。異常タンパク質はもともと正常にあったタンパク質なの

で、免疫反応を起こ
さずに、別の個体に
病気を引き起こす理
由がうまく説明でき
る。こうして脳内に
たまった異常プリオ
ンタンパク質は神経
細胞死と海綿状変性
を引き起こす。プリ

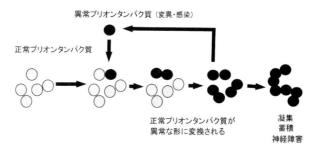

図9　プリオン仮説

オン病の脳では、水に溶けないタンパク質の凝集体がアミロイド斑として検出
できるが、このアミロイド斑が異常プリオンタンパク質を含んでいることもわ
かった。このようにプリオン仮説によると、異常プリオンタンパク質の感染性
がうまく説明できる。

　それでは、遺伝性ヤコブ病の発症はプリオン説ではどのように説明できるの
だろう。遺伝性ヤコブ病ではプリオン遺伝子に変異があることがわかってきた。
プリオンタンパク質のアミノ酸が別のアミノ酸に変化する変異が多く見つかっ
ている。プリオンタンパク質のアミノ酸置換によって立体構造が変化する可能
性が強く示唆されている。

　スクレイピー、クールー、クロイツフェルト・ヤコブ病、致死性家族性不眠
症など、一連の病気は今やプリオン病として総称されるようになった。プリオ
ン病は狐発性クロイツフェルト・ヤコブ病、遺伝性プリオン病、感染性プリオ
ン病に分類される。狐発性クロイツフェルト・ヤコブ病が最も多く、全体の
80％程度を占める。その原因は依然として不明である。遺伝性プリオン病には、
家族性ヤコブ病や致死性家族性不眠症、そしてゲルストマン・ストロイスラー・
シャインカー症候群などが含まれるが、それぞれプリオン遺伝子の変異が特定
されている。感染性プリオン病には、変異型ヤコブ病やクールー、硬膜移植な
どによる医原性ヤコブ病が含まれる。

　その後も、異常プリオンタンパク質がプリオン病の病原体である証拠が積み
重ねられてきて、プリオン説の正当性が広く認められるようになった。例えば、
1）プリオンタンパク質の部分配列の濃度がマウスへの感染の強さと比例する、
2）プリオン病の脳にプリオンタンパク質を含むアミロイド斑ができる、3）

遺伝性プリオン病ではプリオンタンパク質に変異がある、4）遺伝子操作によってプリオンタンパク質を取り除くと、スクレイピーにならない、などがその根拠として挙げられる。

残された問題点

しかし、プリオン説は大筋において正しいだろうと思われているが、完全に証明されたわけではない。いくつかの問題点が残されている。第一に、病原体タンパク質が完全にきれいに精製されたわけではない。感染性を証明するには、精製された純度の高いタンパク質で感染性を証明する必要がある。第二に、正常プリオンタンパク質の正確な機能がわかっていない。正常プリオンタンパク質は細胞外にあって、糖とリン脂質からなるつなぎ役の分子によって、細胞につなぎとめられている。この構造から、何らかの受容体の働きをしている可能性がある。また、神経細胞から神経細胞への情報伝達の場をシナプスというが、長期記憶に必要なシナプスをプリオンタンパク質が安定化しているという報告もある。プリオンタンパク質が記憶に関係していることを示す所見である。

第三に、異常タンパク質が正常タンパク質の立体構造をどのようにして変化させるのか、その正確なメカニズムがわかっていない。第四に、異常プリオンの蓄積が海綿状変性を起こす機序がわかっていない。今後の解明が待たれる。

プリオン説の新しい展開

プリオン説は、タンパク質によって病気が伝達されることを明らかにし、大きな衝撃を与えた。ガジュセックとプルシナーはそれぞれ後年、ノーベル賞を受賞している。しかし、プリオン説が生物科学に与えた影響はそれだけでは終わらなかった。プリオン病と同じようなプロセスが、その他の神経変性疾患にも関係している可能性が浮上してきたのだ。そのような神経変性疾患には、筋萎縮性側索硬化症 ALS、パーキンソン病、アルツハイマー病などがある。これらの病気では神経細胞の内外に異常なタンパク質が蓄積するが、プリオンと同じように、異常タンパク質によって正常なタンパク質が異常な形にねじ曲げられる可能性が考えられている。この説は「タンパク質がん仮説」または「シード仮説」とよばれている。この説については、それぞれの病気のところでもう一度触れることにする。

第9章のまとめ

1）スクレイピー、クールー、クロイツフェルト・ヤコブ病の研究によって、プリオン病という新しい疾患群が確立した。

2）プリオン病では運動や認知機能、意識に障害が起こる。脳には特徴的な海綿状変性があらわれる。

3）当初、ウイルスなどの病原体が疑われたが、現在では異常プリオンタンパク質が原因であると認められるようになった。

4）異常タンパク質は正常タンパク質を変異させ、凝集させるようだ。このメカニズムはアルツハイマー病など、その他の神経難病でも働いている可能性がある。

参考文献

Glickstein, M., Neuroscience: Historical Introduction. The MIT Press, 2014.

ダニエル・T・マックス（柴田裕之訳）『眠れない一族』紀伊國屋書店　2007

薬害ヤコブ病大津訴訟団編『心の叫び　薬害ヤコブ病裁判解決へのみちのり』かもがわ出版　2003

福岡伸一『プリオン病はほんとうか？』講談社ブルーバックス　2005

日経サイエンス編集部「記憶にはプリオンが必要」『日経サイエンス』44（7）, 25, 2014

リチャード・ローズ『死の病原体プリオン』草思社　1998

小野寺節、佐伯圭一『脳とプリオン』朝倉書店　2001

第10章　大脳皮質の構造と機能

だけど、教養を高め、知識を殖し、自分や社会を理解したいと望むことがいけ
ないことなんだろうか？

チャーリイ・ゴードン
ダニエル・キイス『アルジャーノンに花束を』より

　SF小説『アルジャーノンに花束を』の主人公、精神発育遅滞のチャーリイ
は脳手術によって天才に生まれ変わる。人為的に知的能力を向上させる「脳エ
ンハンスメント」の技術は、チャーリイの登場以来、SFの世界ではおなじみ
になった。しかし、驚くべきことに、このようなSFの世界が最近の脳科学の
発展によって現実のものになりつつある。本章では大脳皮質の機能解明の歴史
を振り返りつつ、脳科学の現状と今後の問題点に言及する。

脳の外観

　脳は3枚の膜、硬膜、クモ膜、軟膜に覆われている。クモ膜を剝がして軟膜
に覆われた脳の表面を観察すると、脳の表面にはたくさんの隆起と溝がある（軟
膜は脳に密着していて剝がせない）。脳の隆起を脳回、溝を脳溝という。脳溝
の中で特に深いものを脳裂ということもある。とくに深い脳溝・脳裂によって、
脳はいくつかの区分に分けられる。脳の正中を前後に走る脳裂を大脳縦裂とい
い、大脳を左右の大脳半球に分けている。また大脳縦裂の中央部付近から左右
の半球に比較的深い脳溝が走っている。この脳溝が中心溝だ。側面を見ると、
前方の下の方から後ろ上方へ深い溝が走っている。これが外側溝、あるいはシ
ルビウス裂とよばれる脳裂である（図10-1）。外側溝の上で中心溝の前の部分

が前頭葉、外側溝の
上で中心溝の後ろの
部分が頭頂葉、外側
溝の下の部分が側頭
葉である。側面では
境界がはっきりしな
いが、脳の一番後ろ
の部分が後頭葉にな
る。
　大脳の水平断面を
観察すると、茶色に
濃く見える部分と、
白く見える部分が区
別できる。茶色の部
分が灰白質、白っぽ
い部分が白質である。
大脳の表面にリボン
状の灰白質があるが、
これが大脳皮質であ
る。一方、脳の深い
場所にも視床や大脳
基底核などの灰白質
がある。

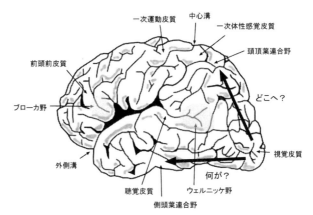

図10-1　大脳皮質の機能局在

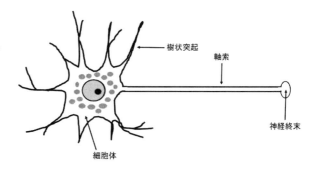

図10-2　ニューロンの構造

　ニューロンともよばれる神経細胞は神経細胞体と神経突起からなる（図10-2）。神経突起には情報を集めて細胞体に伝えるアンテナのような樹状突起と、情報を次のニューロンに伝える軸索がある。脳の多くのニューロンの軸索はミエリン鞘という主に脂肪でできた鞘に覆われている。軸索が集まっている場所は脂質が多いので白っぽく見える。これが白質だ。一方、細胞体が多く集まっている場所が灰白質である。
　もう一度、水平断面に戻って、外側溝の後方の側頭葉をさらに後方にたどっていくと、内側に向かって奥まったところにタツノオトシゴのような形をした

部分がある。これが海馬だ。この海馬を含む側頭葉の内側部は辺縁系という脳の部分に属し、記憶や感情、本能などに関係している部分である。

大脳皮質の機能局在

それでは大脳皮質はどのように働いているのだろうか。古代ギリシアの時代から、大脳皮質のいろいろな部分はそれぞれ特別の機能を分担しているという説、すなわち「局在論」と、大脳皮質は全体的にまとまって働くとする「一元論」があって、論争が繰り返されてきた。ギリシアの哲学者プラトンは、大脳皮質はまとまって働くと考えていた。

この論争の中で、いろいろな説が現れてきた。最も興味深いのは、フランツ・ヨーゼフ・ガルらが唱えた骨相学だ。ガルは脳の中に機能局在があると考え脳地図を作った。しかし、その根拠は「頭のいい人は目が飛び出ているので、記憶は目の後ろの上の方にある」というようなとんでもない理由だった。今の言葉で言うと「トンデモ科学」「似非科学」の例だ。しかし、驚くべきことに当時はこの説を信じる科学者が多かった。

その後、意識などの機能を除いて、大脳皮質には機能の分担があることが科学的に立証された。例えば、運動皮質は前頭葉に、感覚皮質は頭頂葉に、視覚皮質は後頭葉にある（図10-1）。

それでは、この大脳皮質の分業はどのようにして明らかになってきたのだろう。主に三つの方法があげられる。一つは、動物実験で脳を損傷したり刺激したりして、動物の行動を観察する方法。第二に、脳外傷や脳卒中など、脳損傷を負った人の症状と病変を比較することによって、脳の機能局在を推測する方法。一方、最近特に目覚ましい展開をみせているのが、脳機能画像による機能検査である。機能的磁気共鳴画像 fMRI や、陽電子放射断層撮影 PET などがその例である。これらの方法を用いると、生きて行動している人を対象にして機能の局在を検査することができるので、次々と新しい知見が得られている。

一次皮質の機能局在をみていこう。脳から最初に指令を出す大脳皮質や最初に情報を受け取る大脳皮質を一次皮質という。一次運動皮質は中心溝のすぐ前の前頭葉（中心前回）に、一次体性感覚皮質は中心溝のすぐ後ろの頭頂葉（中心後回）にある（図10-1）。皮膚、筋肉、関節からの感覚を体性感覚という。これには、触覚、痛覚、温度感覚、関節の位置の感覚、運動の感覚などが含まれ

る。

　一次運動皮質や一次体性感覚皮質の内部にも機能の局在がある。カナダの脳外科医ペンフィールドはてんかんの脳外科手術を推進した医師である。ペンフィールドはてんかん手術の際に、運動皮質を電気刺激してその効果を判定した。このようにして作成された運動皮質の機能地図から、逆立ちした小人のような姿が現れた。内側の大脳縦裂の深部が足に指令を出す部位、外側上方に手に指令を出す部位、外側下方に顔面や舌を動かす部位がある。このような体の各部位を大脳皮質の上に投影すると逆立ちした小人の像になるのだ。この運動皮質の小人の像は、フラスコの中でしか生きられない伝説の小人「ホムンクルス」と名付けられた。このように、体の部位と大脳皮質の部位に規則的な対応があることを「体部位局在性」とよんでいる。同様の体部位局在性は一次体性感覚皮質にも認められる。

　このような部位局在性はその他の一次皮質にもある。一次皮質には、運動皮質や体性感覚皮質の他に、後頭葉に一次視覚皮質が、側頭葉に一次聴覚皮質がある（図10-1）。視野の各部分は網膜の部分に対応し、網膜の各部分は一次視覚皮質の部分に対応する。これを一次視覚皮質の「網膜部位局在性」という。一次聴覚皮質には音階に対応する「音階部位局在性」がある。すなわち、高い音と低い音は一次聴覚皮質の異なる部位で受け取られる。

　それでは一次皮質で受け取られる情報はどのように処理されるのだろう。一次皮質以外の大部分は連合皮質である。一次皮質で受け取られる情報は連合皮質に送られて処理される。視覚情報を例にあげると、一次視覚皮質で受け取られた情報は、すぐ近くの二次視覚皮質に送られ、次に頭頂葉と側頭葉の連合皮質に送られて処理される。頭頂葉連合皮質に向かう経路は、「どこへ」の経路だ。空間内での位置や運動を解析する。一方、側頭葉連合皮質に向かう経路は、「何が」の経路だ。色や形から対象が何であるかを判別する（図10-1）。このようにして視覚情報はいろいろな要素に分解されてから解析される。視覚連合皮質と同じように、一次体性感覚皮質の近くには体性感覚連合皮質が、一次聴覚皮質の近くには聴覚連合皮質がある。このようにして解析された情報は、さらに高次の連合皮質に送られて統合される。また、一次運動皮質の隣に位置する運動連合皮質は運動の企画をたてて一次運動皮質に指令を送る。

　違う種類（モダリティー）の感覚を同時に混同して感じる感覚を「共感覚」

という。例えば、文字に色がつい
て見える人がいて、2が赤、3が
緑、という具合だ。音を聞くと色
が見える人もいる。一番多いのは
文字に色がついて見える色字共感
覚で100人に一人ぐらいの頻度と
いわれている。共感覚とは、異な
る感覚の経路が大脳皮質で混線し

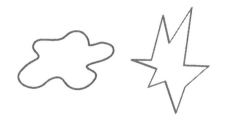

図10-3　ブーバ・キキ問題
　　　どちらがブーバ？　どちらがキキ？

ていることを示している。しかし、これは特別な現象ではなくて、すべての人
がある程度の共感覚を持っていることが知られている。ブーバ・キキ問題とい
う有名な課題がある（図10-3）。被験者に直線でできたギザギザの星の形の図
形と曲線の図形を見せてどちらがブーバでどちらがキキかを答えてもらうと、
98％の人が星の形の図形をキキと答えたという。この例は多くの人で聴覚と視
覚が統合的に記憶されていることを示している。

　それでは、人間の大脳皮質で大きな面積を占める前頭葉の連合皮質は何をし
ているのだろうか。前頭葉外側の下の方に言語中枢があることがわかっている。
ブローカ中枢だ（図10-1）。

　ブローカは19世紀のフランスの精神科医である。彼が精神病院に勤めていた
とき、ルボーニュという21歳の男性が入院してきた。ルボーニュは脳梗塞によっ
て話ができなくなっていた。他人の言葉はわかるが、話そうとしても言葉にな
らない。そのうち、何を言おうとしても「タン」「タン」としか言わなくなった。
そのために、周囲からは「タン」とよばれるようになった。タンが亡くなって
解剖が行われた。タンの左側の前頭葉の下部には大きなへこみがあった。彼の
脳はアルコール漬けにされて現在も保存されている。この部位が言葉を創りだ
す中枢として働いていることは明らかだった。この部位は現在「ブローカの運
動性言語中枢」とよばれている。ブローカの発見は、大脳皮質の機能局在を証
明する記念碑的発見となった。こうして大脳局在論が確定した。

　ブローカの発見から10年ほど後に、ウェルニッケが登場する。ウェルニッケ
は当時27歳の若手研究者だった。彼は、1）言語を創る運動性言語中枢がある
のなら、言語を理解するための中枢があるに違いない、2）言語を理解する中
枢が傷害されたら、話せるのに言葉が理解できないので、わけのわからないこ

とを話すに違いない、と考えた。そして、そのような患者を捜し、死後の解剖
で一次聴覚皮質の後方に病変を見つけ出した。現在、この領域は「ウェルニッ
ケの感覚性言語中枢」とよばれている。ブローカ中枢が傷害されたときの言語
障害を運動性失語またはブローカ失語、ウェルニッケ中枢が傷害されたときの
言語障害を感覚性失語またはウェルニッケ失語という。ウェルニッケはさらに
考察を進めた。人の言葉を聞いてその言葉を繰り返して話すときには、ウェル
ニッケ中枢からブローカ中枢へ情報が送られているに違いない。とすれば、こ
の経路が遮断されると、言葉の理解も言葉の創出もできるが言葉の復唱ができ
なくなるような言語障害があらわれるに違いない。そして彼はそのような言語
障害の患者を見つけた。死後に解剖するとウェルニッケ中枢とブローカ中枢を
結ぶ頭頂葉の下部に病変があった。今日、このような復唱の障害を伝導失語と
よんでいる。

　ここまで、言語中枢の局在について解説してきたが、ここで大脳半球の左右
差が問題になる。ほとんどの人の言語中枢は左大脳半球にある。そこで左半球
を優位半球、右半球を非優位半球とよんでいる。それでは右大脳半球はどのよ
うな機能を担っているのだろう。

　右大脳半球の機能をみるには、絵を模写してもらう課題とか、線分の中点に
印をつけてもらうような課題を行う。右大脳半球に傷害がある患者は、絵を模
写しようとすると絵の右半分しか描かない。線分の中点は右側による。ある病
院で、食事のとき、副食ばかり食べて米飯を食べない患者がいた。ある日、一
人の看護師が米飯と副食の位置を変えてみた。患者から見て、米飯を右に、副
食を左においたのだ。そうすると、その患者は、今度は米飯ばかり食べるよう
になった。これらの例はすべて左側の空間を無視していることを示している。
右大脳半球傷害の患者は空間の左側を無視するのである。したがって、非優位
半球、すなわち右大脳半球は空間の認識に重要であることがわかる。右大脳半
球は空間全体の注意を担っているのに対して、左大脳半球は右側だけの注意に
関係していることが明らかとなっている。右大脳半球の傷害で左半側無視が現
れるのに対して、左大脳半球傷害では無視が現れない理由がわかる。

　近年、機能画像検査の手法が大きく発展してきた。機能的 MRI の原理は簡
単だ。脳の部位が活動するとその部位には血流が増え、酸素消費量が増える。
そこで、ある課題を行った時の脳血流量や酸素消費量を画像化し、活動してい

ない時の画像と比較する。引き算してやると、課題を行っているときに働いている脳領域がわかる。機能的 MRI で観察すると、言語活動を行っているときはブローカ中枢とウェルニッケ中枢が活動し、線分に中点を打つ課題では右半球に活動部位が確認される。

　一般に、音楽や芸術は右大脳半球で処理される。しかし、プロの作曲家は作曲のために左大脳半球を使うようだ。有名な例は作曲家のラベルの例である。ラベルは晩年に交通事故で左大脳半球が傷害され失語となった。音楽を聴いて鑑賞することはできたが、作曲は全くできなくなった。ボレロは事故後の初期の作品である。単調なリズムの繰り返しに脳障害が反映されているともいわれている。

　最後に残った部位は、前頭葉の広大な連合皮質、前頭前皮質である。この脳部位は思考、判断、人格に関わる高次の連合皮質とされている。この謎に満ちた皮質部位について触れる前に、記憶の局在についてみておこう。

記憶はどこにあるか

　記憶障害はこれまでに多くの小説や映画、テレビドラマで描かれてきた。例えば韓国ドラマ『冬のソナタ』、映画『50回目のファーストキス』、小説『博士の愛した数式』などがある。これらのストーリーの中で、記憶障害は話を面白くする道具として使われていて、かなり荒唐無稽な記憶障害が出現する。『冬のソナタ』では、交通事故で記憶を失った主人公が再び交通事故にあって記憶を取り戻す。まるで古いラジオのようだ（脳損傷が再び起こると、記憶障害は悪化することはあっても改善することはない！）。『50回目のファーストキス』のヒロインの記憶の持続時間は 1 日、『博士の愛した数式』に出てくる博士の記憶が持続するのはたったの80分だ。

　現実の記憶障害はドラマとは異なる。記憶研究の出発点となった有名な症例がある。生前、HM とイニシャルで呼ばれた記憶障害の症例である。HM は 9 歳のとき、自転車事故にあい、以後けいれん発作に悩まされることになった。けいれん発作は薬で抑えることができず、進行した。27歳のとき、けいれん発作を抑えるために、両側の側頭葉内側部が手術によって摘出された。けいれん発作は消失したが、重篤な記憶障害が残った。HM の例は神経科学者の興味をひき、詳細に解析された。HM の死後、ヘンリー・グスタフ・モレゾンという

彼の本名が公表された。

　HM の記憶障害にはいくつかの特徴があった。第一に、人格や知能には異常はない。第二に、言語で媒介されるような記憶に強い障害があったが、運動技能の学習や記憶は可能だった。例えば、星の形を描く課題を学習させると、日を追うごとに失敗せずに上手に描けるようになっていった。第三に、昔のことはよく覚えているのに、新しいことを学習して記憶することができなかった。単語を覚えるように言うと 5 分以内に忘れてしまう。手術後のことは何も覚えていなかった。この HM の記憶障害を解析することによって、記憶にはいろいろな種類があることがわかってきた。

　言葉にできる記憶を陳述記憶、言葉にできない記憶を非陳述記憶という。陳述記憶は顕在記憶ともいうが、これには意味記憶とエピソード記憶がある。意味記憶とは文字通り、言葉や出来事の意味に関する記憶だ。エピソード記憶とは、いつ、どんなことがあったか、という記憶である。非陳述記憶は潜在記憶ともいうが、習慣や熟練、慣れなどが含まれる。両側の海馬に傷害をもつ HM では、陳述性記憶が障害されていたが、非陳述記憶は正常だった。

　一方、時間経過から記憶を分類することもできる。ある事柄を一時的に記憶しておくことを即時記憶という。例えば、2 桁のかけ算をするときなどに働いている記憶が即時記憶で、作業記憶ともいう。これに対して、最近の出来事の記憶は近時記憶、昔の記憶は遠時記憶である（注）。HM の即時記憶と遠時記憶はある程度保たれていたが、近時記憶は強く障害されていた。また、ある時点から後のことが覚えられないことを前向性健忘、ある時点より前のことが思い出せないことを逆向性健忘という。HM には前向性健忘も逆向性健忘もあった。

　この HM の例を出発点として、記憶の脳局在が理解されるようになった。記憶と脳の場所の関係をまとめておこう。1）非陳述記憶である手続き記憶には小脳や大脳基底核が関係する。2）恐怖の記憶には扁桃体が関係する。3）エピソード記憶は海馬で記号化され固定される。固定された記憶は大脳皮質に保存される。その記憶を呼び出すために前頭葉連合皮質が働く。4）意味記憶はまず大脳皮質で記録され（即時記憶）、側頭葉で記号化される。やはり前頭葉連合皮質の働きで呼び出される。このように前頭葉連合皮質は記憶の想起に関係している。

人格はどこでつくられるか

　ここで前頭葉連合皮質の広大な部位、前頭前皮質の働きに戻ろう。この大きな皮質部分が思考や判断や人格に関係することは先に述べた。では、前頭前皮質と人格の関係について、どのような証拠があるのだろう。

　これにも有名な例がある。1870年頃、フィニアス・ゲージはアメリカ大陸横断鉄道の現場監督だった。岩盤を爆破しながら鉄道を敷いていく工事だった。岩盤に穴をあけ、爆薬を埋めてから土をかけて鉄の棒で固める。土の表面に出した導線に火をつけて爆破する。ある日、岩盤を爆破しようとしていたとき、フィニアスは周囲の人から声をかけられた。話を終えて、爆薬を埋めた穴に土をかける前に、彼は誤って爆薬を直接鉄の棒で突いてしまった。火花がとび、爆薬が暴発した。鉄の棒は彼の顎から突き刺さり、左の前頭前皮質を貫通した。

　彼はその後、普通に生活し12年間生存した。しかし、彼の人格はすっかり変わってしまった。穏やかな性格だったのに、礼節がなくなり口汚くののしるようになった。周囲の人は彼のことを「知性を備えた子供、本能に振り回される人」と評している。このように彼には性格変化、注意力障害があらわれた。この例から、前頭前皮質は、高次連合皮質からの情報を統合して思考・人格・判断を創る場所と考えられた。

　さらに近年、脳機能画像が発展し、前頭葉機能に関してさらに詳しい情報が得られるようになった。マイケル・サンデル教授の『ハーバード白熱教室』で有名になった道徳ジレンマの問題がある。これはスイッチ問題とファットマン問題の二つの問題で構成されている。スイッチ問題とは、「1台のトロッコが制御不能のスピードで線路上に立っている5人の人に向かっている。そのまま進めば彼ら全員を殺すだろう。制御不能のトロッコと5人の間には側線があって、その奥に一人の人が立っている。あなたはトロッコを側線に入れるスイッチを入れて、一人を殺して5人を助けることができる。あなたはスイッチをいれるか？」という問題だ。ファットマン問題はその応用で、太った人を突き飛ばせば5人を助けられる、というバージョンになっている。この二つの問題を倫理的にどう考えるかはサンデル教授に任せるとして、ここで取り上げたいのは、このような身近で個人的な道徳判断のさいに前頭前皮質の特定の部位が働くことが機能画像の検査でわかってきたことだ。将来、脳を調べると、その人が何をどのように考える人か、その人の道徳的判断の傾向がわかるようになる

かもしれない。

ミラーニューロンの発見

　もう一つ、近年の大発見の一つと目されているミラーニューロンの発見について触れておきたい。私たちの脳には周囲の出来事を映し出す特殊な細胞、ミラーニューロンがある。ミラーニューロンは他人の行動を理解したり、意図を汲み取ったりする、他人を映す鏡のような細胞だ。

　ミラーニューロンの発見は偶然によるものだった。イタリアのパルマ大学の研究者たちは、サルの運動連合皮質に記録電極を挿入して、ニューロン活動を研究していた。ある日、人間が餌をつかむと、自分が餌をつかむときと同じようにサルのニューロンが活動することに、スタッフが気づいた。他人の行動を理解するニューロン、ミラーニューロンが発見された瞬間だ（これもセレンディピティの例だ）。その後の研究で、ミラーニューロンは相手の行為の目標を理解したり、行為の意図を判断したりすることもわかった。

　すなわち、ヒトやサルの脳には、特定の行為を行っているときに反応するだけではなく、他者が同じ行為を行っているのを観察しているときにも同じように反応するニューロンがある。研究グループはさらに論考を進めて、1）ミラーニューロンの働きにより、観察者は脳内で直接同じ体験をするため、他者の行為や意図、感情などを理解できる、2）ミラーニューロンは他者の行動を模倣する能力や、ひいては学習能力の基本となっている可能性を指摘している（ただし、ミラーニューロンの共感や学習への関与は、論理の飛躍と考えている研究者も多い）。

　ミラーニューロンの機能不全が自閉症の発症に関わっている可能性も指摘されている。自閉症患者を対象にした実験から、自閉症の脳のいくつかの領域でミラーニューロンの活動がみられないことが報告されている。もし、ミラーニューロンが共感や他者への理解に関わっているとしたら、自閉症の主な症状のいくつかはミラーニューロンのシステム機能障害で説明できるかもしれない。自閉症とミラーニューロンの機能障害の関係は今後の検討課題である。

ニューロエシックス

　このように神経科学が発達してくると、倫理面でいろいろな問題が発生して

くることが予想される。そのような時代に備えるために、近年、新しい学問が起こってきた。「脳神経倫理学」、あるいは「ニューロエシックス」と呼ばれる学問領域だ。これには二つの文脈がある。第一の分野は「倫理学の脳神経科学」だ。これは意識、倫理、道徳などを脳の働きから解析しようとする分野である。第二の分野は「脳神経科学の倫理学」だ。脳神経科学が発展するとそれに付随して多くの倫理的問題が派生してくることが予想されるので、それに備えておこうということだ。

　第一の分野、倫理学の脳神経科学の例として、一つの実験を紹介しよう。1983年に行われたリベットの有名な実験である。検査する人の脳に検査装置を装着して脳活動を記録する。被験者は手を動かそうと思ったときにスイッチを入れ、動いたと思ったらまたスイッチで合図する。こうして、被験者が1）動かそうと思った、2）動いたと思った、3）実際に脳が準備を始める、4）脳から指令が出る、の四つの時間が記録される。普通に考えれば、1）動かそうと思ってから、3）脳が準備を始め、4）脳が指令を出して、2）動いたと感じる、という順序になるだろう。ところが実際は、3）1）2）4）の順だった。動かそうと思う前に、脳が準備を始めていることになる。この実験は、人間の意思の問題に深く関わっているので、世界中で大論争を巻き起こした。一方、後半の「動いた」と感じてから「指令が出る」現象も不思議だ。これについては、「知覚」と「運動」が独立した脳機能であるということで説明されている。

　第二の分野には、神経変性疾患に関係する倫理学的問題（例えば認知症患者の遺言はどこまで有効か、難病の安楽死は認められるか、など）、脳手術による人格改変の問題、脳力強化（脳エンハンスメント）の倫理的問題、脳科学による性格・行動予測に関わる問題、など様々な問題が上げられている。以前SFで描かれていたような世界が現実のものとなりつつある。例えば、冒頭にあげた「脳エンハンスメント」の例として記憶増強剤スマートドラッグがある。アメリカの大学教員を対象にしたアンケート調査によると、全教員の5人に一人がスマートドラッグを使ったことがあると回答している。

　行動予測を描いた映画に『マイノリティー・リポート』がある。この映画が描く未来社会では、未来の犯罪を予言する超能力者がいて、その予告にしたがって捜査官が未然に犯人を逮捕して、犯罪を防ぐ。このような犯罪の予知は脳科学によって可能になるかもしれない。また、それぞれの人の性格や行動の傾向、

考え方が脳科学でわかるようになると、プライバシーの問題が生じる可能性も
ある。

『エターナル・サンシャイン』という映画では、主人公は別れた恋人に関する
記憶だけを選択的に脳から削除する。これも SF とはいえなくなってきた。最
近の脳研究によると、ある人の大脳皮質にはハリウッド女優ハル・ベリーだけ
に反応するニューロン群があって、そのニューロン群はジュリア・ロバーツに
は反応しない。個々の記憶は大脳皮質の個別の引き出しにしまわれているらし
いのだ。この考えが正しいとすると、個別の記憶だけを選択的に消去できるよ
うになるかもしれない。具体的には、外傷後ストレス症候群 PTSD への応用
が考えられている。

　マウスの実験では、異なる刺激を同時に与えることを繰り返すと、両方の記
憶を持つオーバーラップ細胞が増えてくることがわかっている。震災が起こる
とその記憶は強く脳に刻まれるが、その日にラーメンを食べたというような記
憶まで一緒に記憶として残るのだ。外傷後ストレス症候群 PTSD では深刻な
記憶と些細な日常の記憶が密接に連環するため、日常生活における些細な出来
事で深刻な記憶が蘇り不安発作が誘発される。この二つの記憶の連環を断ち切
るような操作が可能になれば、有効な PTSD の治療法になるだろう。

［注］
記憶にはいろいろな分類法がある。ここに挙げた分類法以外にも、即時記憶、
短期記憶、長期記憶に分類する方法がある。

第10章のまとめ
1）大脳皮質には分業がある。ただし、意識には大脳皮質の広汎な部位が関与
　　すると考えられている。
2）大脳皮質には一次皮質（運動、体性感覚、視覚、聴覚など）と連合皮質がある。
3）優位脳は通常左側で言語処理に関係する。一方、非優位脳は普通右側で空
　　間認識に関わる。
4）人格、思考、道徳、対人関係のメカニズムも神経科学によって解明されつ
　　つある。
5）今後、ニューロエシックスが重要になる。

参考文献

ダニエル・キイス（小尾芙佐訳）『アルジャーノンに花束を』早川書房新版　2005

小川洋子『博士の愛した数式』新潮社　2003

Glickstein, M., Neuroscience: Historical Introduction. The MIT Press, 2014.

Bryson, B., The Body, A Guide for Occupants, Doubleday, New York, 2019

ハル・ブルーメンフェルト（安原治訳）『神経解剖学』西村書店　2016

マイケル・サンデル（NHK「ハーバード白熱教室」制作チーム、小林正弥、杉田晶子訳）『ハーバード白熱教室＋東大特別授業』（上・下）ハヤカワ文庫 NF　2010

リタ・カーター（養老孟司監修、藤井留美訳）『新・脳と心の地形図』原書房　2012

スザンヌ・コーキン（鍛原多惠子訳）『ぼくは物覚えが悪い』早川書房　2014

ラリー・R・スクワイヤ、エリック・R・カンデル（小西史朗、桐野豊監修）『記憶のしくみ』（上、下）講談社ブルーバックス　2013

ダウエ・ドライースマ（鈴木晶訳）『アルツハイマー病はなぜアルツハイマー病になったのか』講談社　2014

ヴィラヤヌル・S・ラマチャンドラン、エドワード・M・ハバード「数字に色をみる人たち　共感覚から脳を探る」『別冊日経サイエンス157　感覚と錯覚のミステリー　五感はなぜだまされる』pp. 30-39, 2007

ジャコモ・リゾラッティ、レオナルド・フォガッシ、ヴィットリオ・ガレーゼ「他人を映す脳の鏡」『別冊日経サイエンス159　脳から見た心の世界3』pp. 6-13, 2007

ヴィラヤヌル・S・ラマチャンドラン、リンゼイ・M・オバーマン「自閉症の原因に迫る」『別冊日経サイエンス159　脳から見た心の世界3』pp.14-22, 2007

ジェリー・アドラー「恐怖の記憶を消す薬」『別冊日経サイエンス207　心を探る』pp. 28-35, 2015

ロドリゴ・キアン＝キローガ、イサク・フリード、クリストフ・コッホ「記憶の引き出し　コンセプト細胞」『別冊日経サイエンス207　心を探る』pp.42-48, 2015

マルコ・イアコボーニ（塩原通緒訳）『ミラーニューロンの発見』ハヤカワノンフィクション文庫　2011

ティモシー・ヴァースタイネン、ブラッドリー・ヴォイテック（鬼澤忍訳）『ゾンビでわかる神経科学』太田出版　2016

池谷裕二『単純な脳、複雑な「私」』朝日出版社　2009

池谷裕二『進化しすぎた脳』講談社ブルーバックス　2007

井ノ口馨「記憶をつくり変える」『日経サイエンス』47(11), 28-37, 2017

マイケル・S・ガザニガ（梶山あゆみ訳）『脳のなかの倫理』紀伊国屋書店　2006

ブレント・ガーランド編（古谷和仁、久村典子訳）『脳科学と倫理と法』みすず書房　2007

第11章　筋萎縮性側索硬化症（ALS）

詳しい内容は覚えていない。ただ『全身が麻痺して死ぬ、治療法はない』ことだけはわかった……

藤田正裕

　筋萎縮性側索硬化症（ALS）は神経疾患の中でも難病中の難病といわれる病気だ。藤田正裕さんは、医師からALSの宣告を受けたときの自分自身の状態を振り返って、こう書いている。「詳しい内容は覚えていない。ただ『全身が麻痺して死ぬ、治療法はない』ことだけはわかった」。まさにALSとは、「全身が麻痺して死ぬ、治療法はない」病気だ。

　2014年、アイス・バケツチャレンジが話題になりALSの知名度が上がった。ALSの研究を支援するために、バケツに入った氷水を頭からかぶるか、またはアメリカALS協会に寄付するという運動だ。ネットで広まって社会現象化して各国に広まった。また、2015年、テレビドラマ『僕のいた場所』が放映された。ALSの若者が主人公だった。さらに、『モリー先生との火曜日』が世界各国でベストセラーになった。ALSになった恩師の晩年の日々を昔の生徒がつづっている。

　以前は稀な病気と思われていたALSだが、近年増加の傾向にある。日本では1年に人口10万人あたり1人から2.5人が発病する。有病率は人口10万人あたり7人から10人である。ALS患者の5％は遺伝性のALSと考えられる。患者の発症年齢別・性別分布をみると、60歳台から70歳台の男性に多い傾向がある。

神経疾患の名前

　最初に ALS という病名について考えてみよう。ALS の正式名称は amyotrophic lateral sclerosis という。その頭文字をとって、ALS と一般によばれている。amyotrophic の a は「ない」という意味、myo は「筋肉」、trophic は「栄養」だ。したがって、amyotrophic で「筋肉の栄養がなくなった状態」という意味になる。lateral は「外側」という意味で、脊髄の外側を意味している。脊髄の外側には運動神経線維が走る「側索」と呼ばれる白質がある。sclerosis は「硬くなった状態」という意味である。したがって、amyotrophic lateral sclerosis とは、「栄養がなくなって筋肉が萎縮し、脊髄の側索が硬くなった状態」ということだ。直訳の「筋萎縮性側索硬化症」が日本語病名として定着した。もっとも、最近では日本でも ALS とよばれることの方が多い。

　神経の病気には、アルツハイマー病やパーキンソン病のように人の名前がついている病気が多くある。病名になった人物の話は、ダウエ・ドライースマ著『アルツハイマーはなぜアルツハイマーになったのか』に詳しい。前章で紹介した、ブローカの患者のタンの話や、鉄の棒が前頭葉を貫通したフィネアス・ゲージの話もこの本におさめられている。

　さて、ALS も実は人物の名前でよばれることがある。フランスではシャルコー病、アメリカではルー・ゲーリック病という名前が一般的である。シャルコーはフランスの神経学者で、神経病学の父ともいわれる人である。彼は ALS の症状や病理所見を世界で初めて詳しく記録した人で、ALS という名前も彼が命名したものだ。フランスではシャルコーの功績を記念してシャルコー病とよばれることが多い。シャルコーの名前は、シャルコー・マリー・トゥース病や、多発性硬化症の主な三つの症状（シャルコーの三徴）にも残っている。また、アメリカ大リーガーのスター選手、ルー・ゲーリックも ALS にかかって引退を余儀なくされた。したがって、アメリカでは現在でもルー・ゲーリック病という名前でよばれることがある。

ALS の症状

　ALS は多くの場合、手の筋肉の筋力低下や筋萎縮で気づかれる。そのうち足の筋力も低下して、歩きにくくなってくる。ALS の場合は、足がつっぱって、

しかも筋力が低下する独特の歩き方になる。これを「痙性歩行」という。さらに、口や舌を動かす筋肉に障害が及ぶと、話がしにくくなり飲み込みが悪くなる。話しにくくなることを「構音障害」、飲み込みにくくなることを「嚥下障害」という。手、足、口、舌の筋力低下・筋萎縮は進行性である。また、傷害された筋肉には、ピクッ、ピクッとした筋肉のけいれんが起こる。これを線維束性収縮という。誰でも目が疲れると、まぶたがぴくぴくすることがあるだろう。これが線維束性収縮だ。

　57歳の男性患者の例をみてみよう。病院を受診した動機（主訴という）は、両手に力がはいらなくなったこと（脱力）、歩きにくくなったこと（歩行障害）、話しにくくなったこと（構音障害）、飲み込みが悪くなったこと（嚥下障害）だ。2年前に左手に持ったタバコを落とすようになり、次第に左手を使う細かい仕事が困難になってきた。また、左腕が少しやせてきて、左手のいろいろな筋肉が、痛みもなくピクピクと「けいれん」するようになった。数ヶ月前には、左手の握力が減少し、物が持てなくなった。また、この頃から右手も不自由になり、字を書くことが困難になった。さらに歩くとつまずくようになった。入院の1ヶ月前から、言葉が話しにくくなるとともに、固形物を飲み込むことが困難になった。

　入院時に診察すると、手の筋萎縮が目立つ。手の甲では、指と指の間の筋肉が萎縮して、骨が浮き上がって見える。また、舌にもはっきりと萎縮がある。この人のケースのように、典型的な場合、筋萎縮は手から始まり、数ヶ月かかって、足や口や舌に進展していく。

　ここで、ALSで出現する症状と出現しない症状をまとめておこう。まず、手足の筋肉に筋力低下や筋萎縮が起こる。また、口や舌を動かす筋肉にも筋力低下や筋萎縮が起こるようになる。口や舌を動かす筋肉の筋力低下のために構音障害や嚥下障害が起こるが、これらの症状を「球麻痺」という。

　一方、同じ筋肉でも眼を動かす筋肉は障害されにくい。したがって、眼球運動や瞬きには異常はない。また、感覚の障害や自律神経障害による症状は起こらない。自律神経障害による症状には、便秘や下痢などの便通異常や頻尿などの排尿異常が含まれる。ALSでは手足が麻痺して寝たきりになるが、不思議と床ずれ、すなわち褥瘡ができにくいことが知られている（注1）。以上をまとめると、ALSで出現しない症状は眼球運動障害、感覚障害、膀胱直腸障害、

褥瘡の四つということになる。

　典型的なALS患者の経過は次のようになる。片方の上肢の障害から始まって、数年の間に、同側の下肢の障害、両上肢の障害、両下肢の障害、構音障害、嚥下障害が順番に起こってくる。ここまでくると、患者の手足は動かず、寝たきりの状態になる。しかも言葉を話すこともできない。患者の意識ははっきりしていて、認知機能の低下もほとんどないにも関わらず、まわりの人に意思を伝えることができなくなる。この状態は、「自由にならない体の中に意識が閉じ込められている」という意味から、「閉じ込め症候群」（ロックイン症候群）とよばれている。

閉じ込め症候群から呼吸筋麻痺へ

　閉じ込め症候群は進行した多くのALS患者にみられる症状である。意識は正常なのに、手足の麻痺や顔面の麻痺のために自由に意思を伝えられない。ただ眼球とまぶたは動くので、瞬きや眼の動きで応答できる。川口有美子著『逝かない身体』は、ALSで閉じ込め症候群となった母親を介護した娘の記録である。ところで、閉じ込め症候群が起こるのはALSだけではない。脳幹部の特定の場所に脳梗塞ができると、四肢と喉・舌への運動路が傷害されて、同じように閉じ込め症候群になることがある。フランスのファッション雑誌「ELLE」の編集長だったジャン＝ドミニク・ボービーは、車の運転中に脳梗塞になり、閉じ込め症候群になった。彼は、眼の動きで支援者が読み上げるアルファベットを選び、言葉をつなぎ合わせていって、一冊の本を書き上げた。題名を『潜水服は蝶の夢を見る』という。潜水服は思いどおりに動かせない身体を、蝶は自由に空を飛び回る精神を表している。この本は映画化されてカンヌ映画祭グランプリを受賞した。

　閉じ込め症候群の患者さんとの意思疎通のために、いろいろな方法が考案されている。例えば、口文字盤を使う方法、コンピューターのソフトを用いる方法、脳波を読み取る方法などがある。参議院の委員会に出席してALSについて意見を述べたALS患者の岡部さんは、意思疎通のために口文字盤を使っていた。岡部さんが「あいうえお」の口の形をつくり、翻訳の人がその形を読み取って、例えば「い」の段であれば「いきしちに」と読み上げる。岡部さんが仮名を選び取って瞬きで伝える。翻訳作業は驚くほど迅速に行われていた。こ

の委員会で、岡部さんは、ALS の支援にあたる人々の待遇改善を訴えるとともに、ALS 患者の70％が人工呼吸器を装着しない選択をする現状を指摘されていた。

　また、31歳で発病し、END ALS という財団法人を立ち上げた冒頭の藤田正裕さんは、講演活動やブログによって情報発信を続けている。彼は、意思の伝達のためにパソコンを使っている。視線入力装置「トビー」は１ヶ所を１秒見続けるとクリックしたことになるソフトだ。もう一人、「トビー」を使って『閉じ込められた僕』を出版した藤元さんの本から印象的な言葉を紹介する。

　　「自分の体を眺めると、いつも思うのはマリオネットのよう…」
　　「前向きですね　と言われることに違和感がある。前以外にどこを向くのだろう…」
　　「動けないストレス、しゃべれないストレス、食べられないストレス、痛みや苦しみのストレス、周りに負担をかけているストレス…」
　　「怖い　いろいろなものが怖い　夜が怖い　とくに朝方が怖い　どこまでもネガティブな自分が一番怖い　誰か助けて…」

　藤元さんは、あまり語られない ALS のつらさとして次のようなことを挙げている。

　　「痛みとかゆみ」「入浴と排泄の恥ずかしさ」「プライバシーがないこと」「生死の自己決定を迫られること」（注２）。

　典型的な場合、患者は閉じ込め症候群の状態になってからしばらくして、呼吸障害を起こす。一般に、初めて症状が出現してから２年から４年で呼吸障害が出現してくる。この時点になると、患者や患者の家族は人工呼吸器をつけるかどうか、重い決断を迫られることになる。前述の岡部さんの言葉にもあったように、日本では70％の人が人工呼吸器をつけずに亡くなるといわれている。人工呼吸器を装着するかどうかの判断は、尊厳死や安楽死の問題と密接に関係しているので、後述する。

神経の構造と運動ニューロン

　ここからは運動に関係する神経系の構造をみていこう。神経系の主な構成細胞は神経細胞、すなわちニューロンだ。ニューロンの神経突起には、情報収集のアンテナである樹状突起と、情報を次のニューロンに伝える軸索がある（第

10章)。軸索の末端と次のニューロンのつなぎ目をシナプスというが、シナプスでは軸索の終末から神経伝達物質が放出されて、次のニューロンを興奮させたり、抑制したりする。神経伝達物質にはアセチルコリン、ノルアドレナリン、ドーパミン、セロトニン、グルタミン酸、GABAなどがある。神経伝達物質については、第14章で詳しく述べる。

　前章では、運動の指令を出す一次運動皮質が前頭葉の中心溝の前方の部分(中心前回)にあることを述べた。中心前回の運動ニューロンの軸索は、脳を下行して、延髄の錐体(すいたい)を通り、脊髄との境界のあたりで反対側に交叉(こうさ)する。これを錐体交叉という。さらに、脊髄の外側部、すなわち「側索」を下行して、脊髄前角にある運動ニューロンにシナプス結合する。脊髄前角にある運動ニューロンの軸索は脊髄を出て、筋肉に到達し、筋肉を支配する(図11-1)。この経路のどこかに障害が起こると筋力低下があらわれる。

　運動路に関する重要な点を二つ確認しておこう。第一の点は、この運動経路には二つの運動ニューロンが関係しているという点だ。一次運動皮質の運動ニューロンを「上位運動ニューロン」、脊髄前角の運動ニューロンを「下位運動ニューロン」という。また、上位運動ニューロンの経路を「錐体路」とよぶ。上位運動ニューロンの神経伝達物質はグルタミン酸、下位運動ニューロンの神経伝達物質はアセチルコリンである。第二の点は、上位運動ニューロンの軸索が錐体交叉で反対側に交叉している点だ。一般に脳梗塞では反対側に麻痺が起こる。運動路が錐体交叉で反対側に交叉しているからだ。

　典型的なALSでは、上位運動ニューロンにも下位運動

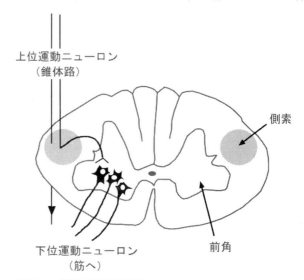

上位運動ニューロン
（錐体路）

側索

下位運動ニューロン
（筋へ）

前角

図11-1　脊髄を通る運動経路

ニューロンにも障害が起こる。ALS の症状を上位運動ニューロン障害による症状と下位運動ニューロン障害による症状に分けて考えてみよう。上位運動ニューロンは下位運動ニューロンに対して運動の指令を送るとともに、過剰な下位運動ニューロンの働きを抑えている。筋肉の反応は反射で調節されるが、むやみやたらと反射が起こらないように上位運動ニューロンが調整している（人間がスムーズに歩けるのはこのしくみのおかげだ）。したがって、上位運動ニューロンが障害されると、筋力が低下するとともに、下位運動ニューロンの活動がうまく調整できなくなって、筋肉の緊張が亢進したり、反射が亢進したりする。異常で病的な反射もみられるようになる。筋緊張が亢進した筋力低下の状態を「痙性麻痺」という。一方、下位運動ニューロンが障害されると、筋力低下とともに筋萎縮が起こる。このとき、反射の経路そのものが障害されるので反射は低下する。また、残された下位運動ニューロンがときどき勝手に興奮すると、筋肉がピクピクとけいれんする。これが「線維束性収縮」だ。

　以上を要約すると、上位運動ニューロンの障害によって、痙性麻痺（筋緊張亢進を伴う筋力低下の状態）、反射亢進、異常反射などが起こり、下位運動ニューロンの障害によって筋力低下、筋萎縮、線維束性収縮が起こる。ALS では、この両者が混じった形で運動障害が進行する。

ALS の病理

　ALS の脊髄と筋肉の組織切片を顕微鏡で観察してみよう。まず、脊髄の外側の白質、すなわち「側索」が変性する。側索は線維成分が増えて硬くなっている。錐体路、すなわち上位運動ニューロンの軸索が脊髄の側索を通ることを思い出してほしい。「側索硬化症」という名前の由来だ。この所見は、上位運動ニューロンが障害されていることを示している。次に、脊髄前角が萎縮して小さくなっていて、運動ニューロンの数が著明に減少している。下位運動ニューロンの障害を示す所見だ。次に、筋肉を観察すると、生き残った正常の筋肉の中に、変性して壊れた筋細胞が集団をつくっている。

　さらに、生き残った脊髄前角ニューロンを詳細に観察すると、多くの細胞の細胞質の中に、いろいろな封入体が出現している。このような封入体には、ブニナ小体、レビー小体様ヒアリン封入体、スケイン様封入体などいろいろな種類がある。スケインとは「糸のもつれ」を意味する言葉だ。

　以上を要約すると、ALS の脊髄では側索と前角が変性し、残った前角細胞に封入体が観察される。

原因の追究

　それでは ALS の原因はどこまで明らかになっているのだろうか。病気の原因を探求するためのアプローチには二つある。一つは仮説を立てて検証するという、いわば演繹法的なアプローチ、二つ目はデータを収集して得られた手がかりから結論を得るいわば帰納法的なアプローチだ。手がかりとなる客観的なデータが少ない難病の場合には、乏しいデータをもとにして仮説が立てられることから原因の究明が始まる。ALS でも、重金属毒性説、グルタミン酸毒性説、神経栄養因子欠乏説、ウイルス感染説など、多くの仮説が立てられた。その検証の過程でグルタミン酸毒性説が有力になってきた。

　グルタミン酸は代表的な興奮性神経伝達物質で、過剰に放出されると受け手側のニューロンのカルシウム透過性が増える。過剰に興奮したニューロンは、細胞内のカルシウム濃度が高くなって細胞死が起こる。グルタミン酸の受容体にはいろいろな種類があるが、ALS ではそのうちの一つ、AMPA 受容体に異常があることがわかっている。ALS の AMPA 受容体では、受容体を構成する四つのサブユニットのうちの一つに異常があり、正常の受容体よりもカルシウムの透過性がはるかに大きい。カルシウムの細胞内流入が増えると細胞死につながる（図11-2）。

　一方、ALS の原因を解明するために、出発点となる手がかりは二つあった。一つは、ALS 患者の約５％に遺伝性があり、患者が多く現れる家系があることで

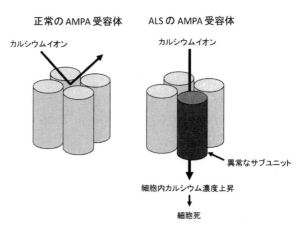

図11-2　ALS の AMPA 受容体
AMPA 受容体の一つのサブユニットに異常があるので、カルシウムの透過性が大きい。

ある。もし、このような家系を調査して変異した遺伝子がわかれば、ALSの発症メカニズムについて手がかりが得られるはずだ。もう一つの手がかりは、脊髄前角細胞の封入体である。封入体に貯まっているタンパク質がわかれば、細胞に起こっている異常について手がかりが得られるはずだ。

　最初の一歩は、1993年、家族性ALSの原因遺伝子の一つとして、スーパーオキシドジスムターゼ1（SOD1）遺伝子が同定されたことである。SOD1遺伝子の変異が見つかった常染色体優性遺伝の家族性ALSの家系では、調べたすべての患者にSOD1遺伝子の変異があった。変異SOD1遺伝子をマウスに導入したところ、ALSと同じ症状を起こした。平均すると生後144日で発症し、168日で死亡した。脊髄の運動ニューロンも減少していた。このようにして、SOD1遺伝子は一部の家族性ALSの原因遺伝子であることが明らかとなった。それではSOD1遺伝子の機能とは何だろう。

　細胞が酸素を取り入れて呼吸すると、その副産物として活性酸素を含むフリーラジカルという物質が生成してしまう。活性酸素は反応性が高いので、他の分子を変化させ、細胞傷害を引き起こす。「酸化ストレス」という。SOD1は活性酸素の一つ、スーパーオキシドラジカルを過酸化水素に変換する酵素で、活性酸素を無毒化するために必要である。したがって、最初のうちは、SOD1の変異によって活性酸素が除去されないので、細胞死が起こるのだろうと考えられた。しかし、その後の研究によってこの説は否定された。SOD1遺伝子をノックアウトしてもALS症状は出現しない。逆に導入する変異遺伝子の量を増やすと重症になった。SOD1の機能がなくなることが原因ではなく、変異SOD1が新しい機能を獲得して有害物質として働くと考えられている。このように変異によって新しい機能を獲得する現象を「ゲイン・オブ・ファンクション」gain of functionという。例えば、変異SOD1がミトコンドリアの機能を障害したり、酸化ストレスを増強したり、タンパク質分解酵素の活性を高めたりするような機序が想定されている。その後、一部のALSの細胞封入体がSOD1を含むことが確認され、ALSの原因遺伝子の一つとしてのSOD1遺伝子の役割が確認された。しかし、その他の家族性ALSや狐発性のALSでは、SOD1遺伝子の異常は見つかっていない。大部分のALSの原因は他にあるようだ。

　ブレークスルーは2006年、封入体の研究からやってきた。前角ニューロンの

封入体のうち、スケイン様封入体がTDP-43タンパク質を含有することがわかったのだ。しかも、TDP-43陽性の封入体は遺伝性のないほとんどすべての例（遺伝性のない患者を「孤発例」という）、と一部の家族性ALSで認められた。これは、TDP-43が一般的なALSの発症に関係していることを意味している。さらに、家族性ALSの研究でも、TDP-43遺伝子が変異している家系が見つかった。明らかにTDP-43はALSの発症に重要な役割を果たしている。

　TDP-43はRNAの編集に関係する核タンパク質だ。変異TDP-43遺伝子を導入した遺伝子改変マウスは、期待どおりALS様の症状を発症した。さらに、ALSの患者でみられるAMPA受容体の変異（図11-2）をマウスに導入すると、ALSと同じように細胞内へのカルシウム流入が増え、脊髄の運動ニューロンにALSと同じようなTDP-43の変化が出現した。こうして、グルタミン酸異常と封入体出現がTDP-43によってつながった。

　現在、ALSが起こるメカニズムは次のように考えられている。ALSではAMPA受容体の変異によって、細胞内へのカルシウムイオンの流入が増える。増加したカルシウムによってカルシウム依存性タンパク質分解酵素の活性が高まる。変異したTDP-43はカルシウム依存性タンパク質分解酵素によって分解されやすいので、分解されたタンパク質の断片が凝集し、溶けなくなってニューロンの中にたまる。凝集タンパク質を蓄積したニューロンは機能障害を起こして死に至る。

　また、断片化したTDOP-43が凝集して蓄積していく過程には、プリオンの凝集過程に似たメカニズムが働いているのではないかと考えられている（第9章）。タンパク質が凝集して蓄積する神経変性疾患に共通のメカニズムかもしれない。タンパク質の「シード仮説」、または「タンパク質がん仮説」とよばれている説だ。

　最近になり、TDP-43以外にも、FUS、オプチニューリン（OPTN）、C9ORF72など、他の遺伝子にも異常があることがわかり、ALSの分子基盤の全貌が明らかになりつつある。

治療法を求めて

　現在、ALSに有効とされる薬剤はほとんどない。唯一、認可されているのは、グルタミン酸受容体をブロックするリルゾール（リルテック）とフリーラジカ

ルや活性酸素を抑えるエダラボン（ラジカット）である。両者とも初期のALS
の進行を若干遅らせる。その他にも、神経栄養因子などが試されているが、リ
ルゾールとエダラボン以外に有効性を証明されたものはまだない。今後、遺伝
子治療や万能細胞を用いた再生医療が新しい治療への道を拓くものと期待され
ている。

　例えば、最近発見された第三の遺伝子C9ORF72遺伝子をターゲットにした
新しい治療法の研究が始まっている。C9ORF72遺伝子は機能不明の遺伝子だ。
TDP-43とC9ORF72の変異には相関があることが報告されている。今後、
ALSとの関連が明らかになっていくものと期待されている。

　最近、治療薬の開発方法にも大きな進歩がある。これまでは、変異遺伝子を
導入した遺伝子改変マウスがモデル動物として解析されてきた。しかし、iPS
細胞の開発により、ALS原因遺伝子を導入した「ALS細胞」が利用できるよ
うになった。この「ALS細胞」を用いて治療薬を見つけようとする戦略、iPS
創薬によって、有力な治療薬が見つかりつつある。

　工学的にも、新しく開発された下肢麻痺患者用の治療装具が利用できるよう
になった。下肢の微弱な電流を検知して下肢の運動を助けるHALというロボッ
トスーツだ。これまでALSは『蝶の夢を見る潜水服』だった。この潜水服が
ロボットスーツになれば、患者の日常生活に大きな助けとなるだろう。

尊厳死と安楽死

『君がくれたグッドライフ』というドイツ映画がある。ALS患者が積極的安
楽死を希望してベルギーに向かう話だ。積極的安楽死とは、治療法がなく耐え
難い苦しみを味わっている難病患者に、薬を使って死をもたらす行為である。
一方、消極的安楽死とは、生命を維持するための治療を中止することを意味す
る。尊厳死といわれることもある。現在、積極的安楽死が認められているヨー
ロッパの国は、スイス、ベルギー、オランダ、ルクセンブルクである。ドイツ
では尊厳死は認められているものの積極的安楽死は認められていない。では日
本の状況はどうだろう。

　もちろん日本でも積極的安楽死は認められていない。尊厳死の場合はどうか。
末期がん患者に塩化カリウムを投与して殺人罪に問われた医師への判決（1995
年）で、延命中止（尊厳死）が認められるケースとして、１）死が避けられず死

期が迫っている、2）耐え難い肉体的苦痛がある、3）苦痛を除く方法が尽くされている、4）患者本人の意思が明らか、の4要件が示されている。したがって、この4要件が満たされる場合であれば、尊厳死が法律的に罰せられることはない（はずだ）。しかし、延命中止の措置は実際のところ日本ではほとんど行われていない。患者は人工呼吸器をつけたあとの先のみえない苦痛と周囲の負担を考えて、装着に踏み切れないケースが多いと思われる。

　日本で、医師が人工呼吸器の中止を選択できない要因には次のようなことが挙げられる。人工呼吸器装着が長期にわたっても入院継続可能なシステムがあること。中止後短時間だとしても患者が大きな苦痛を味わう可能性があること。警察や報道機関の介入、患者家族（とくに遠い親戚）の告発などの可能性が否定できないこと。また治療を中止することは本質的に医師の倫理に反する行為であること。

　日本でALS患者の尊厳死や安楽死の議論が進まないもう一つの要因は、人工呼吸に対する考え方の違いである。欧米では人工呼吸器の装着や胃瘻造設による人工栄養は、延命治療としてとらえられることが多い。これに対して、日本では、人工呼吸器装着や胃瘻造設を緩和ケアとしてとらえる動きが主流となってきている。緩和ケアである限り、患者にできるだけ安寧な生活環境を提供することが医療の目的となる。入浴支援の方法、コミュニケーションデバイスの開発、栄養補給と誤嚥防止、排痰マシーンの開発など、多方面での生活支援の方法が開発され提供されるようになってきた。人工呼吸器についても、気管切開して永続的に人工呼吸器を装着する前に、マスクで人工呼吸を行う方法（非侵襲性陽圧換気療法NPPV）が行われることが多くなってきた。NPPVを装着すると気管切開による人工呼吸（TPPV）の開始を約1年間延ばすことができるといわれている。このことは生死の自己決定に1年間の時間的猶予が与えられることを意味している。

　今後、豊かな日常生活を実現するための支援や環境整備がさらに進むものと期待される。しかし、それと同時に、生死の自己決定が迫られるような場面で、ALS患者の心的負担を軽減し、「生きる」選択をしてもらうためにはどうしたらいいか。そのためにも、尊厳死や安楽死の議論は避けて通れないように思われる。

> ### 第11章のまとめ
> 1）ALSは脳と脊髄の運動神経を冒す病気だ。患者は筋力が低下して、筋萎縮が進み、最終的に呼吸筋の障害で死亡する。
> 2）上位運動ニューロン（脳の運動神経）が障害されると、筋緊張の亢進や腱反射の亢進、異常反射が認められるようになる。下位運動ニューロン（脊髄の運動神経）が障害されると、筋萎縮や線維束性収縮があらわれる。
> 3）原因として、グルタミン酸受容体の異常が浮上してきた。グルタミン酸受容体の異常によって、TDP-43が凝集してニューロンに貯まると考えられている。

［注1］
ALSで褥瘡ができにくいのは事実だが、人工呼吸器を装着して長期間にわたって臥床していると、褥瘡ができてくる。
［注2］
藤元健二さんは2017年3月に亡くなられた。

参考文献

ジャン＝ドミニック・ボービー（河野万里子訳）『潜水服は蝶の夢を見る』講談社　1998

川口有美子『逝かない身体』医学書院　2009

ダウエ・ドライースマ（鈴木晶訳）『アルツハイマー病はなぜアルツハイマー病になったのか』講談社　2014

レオナルド・ペトルチェリ、アーロン・D・ギトラー「ALSに新たな手がかり　アンチセンス医薬の可能性」『日経サイエンス』47（9）, 62-69, 2017

シュテファン・S・ホール「iPS細胞が変える難病研究」『別冊日経サイエンス204　先端医療の挑戦』pp. 20-27, 2015

藤元健二『閉じこめられた僕』中央公論新社　2017

藤田正裕『99％ありがとう』ポプラ社　2013

会田薫子『延命医療と臨床現場』東京大学出版会　2011

中島孝監修、月刊「難病とケア」編集部編『ALSマニュアル決定版』日本プランニングセンター　2009

中島孝監修、月刊「難病とケア」編集部編『ALSマニュアル決定版　Part 2』日本プランニングセンター　2016

第12章　パーキンソン病

人生はすばらしい。でも、ときには我慢しなくちゃならないイヤなこともある。

この病気にならなければ、ぼくはこれほど深くて豊かな気持ちにはなれなかった。だから、ぼくは自分をラッキーマンだと思う……

マイケル・J・フォックス

　運動障害を呈する病気にパーキンソン病がある。ALSでは直接の運動路が障害され麻痺が起こるが、これに対してパーキンソン病では運動を調整する経路に障害が起こる。筋力自体は低下せず、筋の萎縮も起こらない。直接筋肉に指令を出す経路を錐体路というのに対して、運動を調整する経路を錐体外路系という。パーキンソン病は錐体外路系の病気だ。

　パーキンソン病は神経難病の中で最も頻度が高い病気である。患者数は米子市での調査によると人口10万人あたり150人程度、日本全国では約14万人である。発症後の生存期間を男女で比較すると、男性では診断の10年後くらいから死亡率が上昇するが、女性では15年後くらいから死亡率が上昇する。男性の方がやや速く進行する。

　パーキンソン病にかかった著名人には、ボクシングヘビー級のチャンピオンだったモハメド・アリ、ハリウッド俳優のマイケル・J・フォックスなどがいる。確かではないが、ナチスのアドルフ・ヒトラー、スペインのフランコ総統、中国の毛沢東主席もパーキンソン病だったとする説がある。

パーキンソン病の発見

　ジェームズ・パーキンソンは18世紀後半から19世紀にかけて活躍したイギリスの医師である。代々の開業医の家系に生まれた。特徴的な運動障害を起こす病気の存在に気づき、父親の代から通ってきている患者を含めて、長年にわたって観察した。1817年、この病気の特徴をまとめて「振戦麻痺」という名前で発表した。彼の本には次のように書かれている。

> 「この病気の最初の兆候は微かでほとんど気づかれないほどなので、しかも症状はごくわずかずつ進行するので、患者はそれがいつ始まったのか特定できない」
> 「患者が最初に気づくのは手または足になんとなく力がなくなったことで、震えを伴うことが多い」
> 「時間が経って病気が進行するにつれて、ますます不自由になる。字を書くことが困難になる。震えのために読むこともままならない」
> 「最後には、年中眠く、極端に疲れたときのような状態になり……」

　この記録をみると、震えが起こり、字が書けなくなって徐々に衰弱していくこの病気の経過がよくわかる。この病気は、その後、パーキンソンの功績をたたえて「パーキンソン病」とよばれるようになった。パーキンソンが記したパーキンソン病の特徴は「完璧なパーキンソン病の記載」といわれている。

運動がうまくできなくなる病気

　パーキンソン病では直接筋肉を支配する運動路に異常はないので筋力の低下はない。パーキンソン病でみられる運動障害には四つの特徴がある。第一に、運動のスピードと量が減少する。運動が遅くなることを「動作緩慢」、運動の量が減ることを「寡動」という。これらの症状をまとめて「無動」とよぶ。第二に手足や首が震える。「振戦」という。静止しているときに震えが起こりやすい。とくに特徴的なのは手の指にみられる振戦で、丸薬を丸めるような運動なので「丸薬丸め運動」という。第三に筋肉がこわばる。これを「強剛」または「固縮」という。パーキンソン病の関節運動は、曲げるときも伸ばすときも一様に蝋のように、あるいは鉛の管のように固くなる。強剛に振戦が加わると、

歯車のような抵抗を感じる。これを歯車様固縮という。第四に、姿勢の反射が障害される。人間には、倒れそうになっても無意識に体勢を立て直そうとする反射が働くのでスムーズに運動できる。パーキンソン病ではこの反射が障害されるので倒れやすくなる。パーキンソン病の患者にはこの四つの症状がいろいろな形で出現する。無動のために顔の表情が少なくなって、仮面をかぶっているような表情になる（仮面様顔貌（がんぼう）という）。前屈みで前傾前屈の姿勢をとる。前の方に倒れてしまうことを前方突進、後ろの方に倒れることを後方突進という。歩こうとすると、最初の一歩を踏み出すことができない（すくみ足）。歩き始めると、歩き方は小刻み（小刻み歩行）で、いったん歩き出すとだんだん速くなって前のめりになる（加速歩行）。

このような運動症状に加えて、パーキンソン病では運動以外の症状もよく起こる。自律神経障害、認知機能障害、不眠などである。自律神経障害では、61％に便秘などの消化器症状、57％に頻尿がみとめられる。その他にも、よだれが出たり（流涎（りゅうぜん））、汗が多くでたり、たちくらみがよく起こったりする。自律神経障害以外には、認知機能障害や不眠がよく起こる。運動症状の無動と同じように精神活動も遅くなるが、それ以外にも意欲の低下、注意や記憶の減退、うつ、不安、幻覚、妄想などの精神症状がみられる。

パーキンソン病患者の一般的な経過は、まず片方の手足に振戦が起こり、続いて筋のこわばりが出現する。手足の症状は両側に広がり、無動の症状も出現してくる。さらに、姿勢反射障害のために歩行が困難になって寝たきりになり、自律神経症状も強くなってくる。この経過はヤールの重症度分類で表すことができる。

パーキンソン病患者は、頭頸部の筋肉の障害によって嚥下（えんげ）障害が強くなると、誤嚥による肺炎や呼吸困難を起こすようになり、これが主な死因になる。しかし、基本的に高齢者に起こる病気で進行もゆっくりしていることから、がんや心臓病や脳血管障害など、パーキンソン病以外の原因で亡くなることも多い。

パーキンソン病ではドーパミン神経に異常が起こる

パーキンソン病の脳では何が起こっているのだろうか。大脳と脊髄（せきずい）を連絡する脳の部分を脳幹という。脳幹は上から順に、中脳、橋、延髄からなる。中脳の水平断面はほぼ三角形の形をしているが、底辺の左右に短い足がついている。

この足の付け根にあって、肉眼で黒っぽく見えるところが黒質だ（図12-1）。黒質を顕微鏡で観察すると、黒い色素を含むニューロンが多数集まっているのがわかる。この色素のせいで黒っぽく見えるのだ。

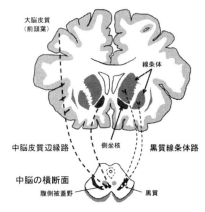

図12-1　脳のドーパミン経路

　1912年、ドイツの学者レヴィは、パーキンソン病の患者の黒質のニューロンに円形の封入体を見つけた。この封入体は現在レビー小体とよばれている。1917年、パーキンソン病では黒質の色があせて白っぽくなっていることを、ロシアのトレチャコフが報告した。顕微鏡で観察すると黒質のニューロンの数が減少していた。

　黒質ニューロンはドーパミンという神経伝達物質を含んでいて、線条体に線維を送っている（図12-1）。線条体とは尾状核と被殻（ひかく）を総合した名称で、大脳の深部にある神経核である。こうして、パーキンソン病の原因は、黒質から線条体に送られるドーパミン神経の傷害と考えられるようになった。これをドーパミン仮説という。

　ドーパミン仮説を支持する証拠が積み上げられていった。クロルプロマジンなどの精神安定剤の多くは脳のドーパミンを抑える薬だ。このような薬で脳のドーパミンの活動を抑えるとパーキンソン病と似た症状が起こってくる。また、パーキンソン病で亡くなった人の脳ではドーパミン量が減少していた。このような事実から、パーキンソン病の患者に対して、ドーパミンの前駆物質であるＬドーパの投与が行われた。Ｌドーパは見事にパーキンソン病の症状を改善した。パーキンソン病のＬドーパ治療は、神経難病治療の歴史の中で、最も輝かしい成功を収めた例である。

　一次運動皮質から脳幹・脊髄に直接運動の指令を伝える神経路が錐体路である。パーキンソン病では錐体路に異常がないので筋力の低下は起こらない。一

方、黒質や線条体が関係する錐体外路系の経路は、運動皮質からの情報を受け取って運動皮質に線維を送り返すことによって、錐体路の機能を調整している。パーキンソン病では黒質から線条体への経路に異常が起こるので、運動調節がうまくいかなくなる。そのために運動の量やスピードが低下したり、筋のこわばりや震えが起こったりする。

　もう一度、運動調節のしくみをまとめておこう。大脳の運動皮質は筋肉に運動の指令を出す。指令の一部は線条体に伝わる。線条体は目的にかなった動きに調整するために信号を運動皮質に送り返す。黒質のドーパミン細胞が線条体の働きを調節する。パーキンソン病では、黒質ニューロンが減少するので、線条体のドーパミン量が減少し、運動皮質に運動調整の信号が届きにくくなる。

　脳のドーパミン経路には２種類ある。一つは運動調節に関係する黒質線条体路だ。もう一つの経路は、中脳から前頭葉皮質や辺縁系に線維を送る中脳皮質辺縁系の経路である（図12-1）。後者の経路はいろいろな精神活動に関係している。とくに、認知機能、記憶・学習、報酬・快感に深く関わっている。パーキンソン病で認知機能障害や記憶障害などいろいろな症状が出現するのは、この中脳皮質辺縁系にも障害が及ぶからだ。この中脳皮質辺縁系の働きは、統合失調症などの精神疾患にも関係するので、第14章でさらに詳しく述べる。

　ドーパミンはチロシンというアミノ酸が代謝されてできるカテコールアミンの一種である。チロシンは酵素の働きでＬドーパになり、さらにドーパミンに変換される。交感神経や副腎髄質ではドーパミンがさらにノルアドレナリンやアドレナリンに変換される。ドーパミン、ノルアドレナリン、アドレナリンはすべてカテコールアミンの仲間だ。パーキンソン病では脳のドーパミンが減少しているので、脳のドーパミンを補充すれば治療できるのではないか、と考えられた。しかし、ドーパミンは脳の中に入っていかないので、ドーパミンの前駆体であるＬドーパが治療に用いられた。この薬の効果は劇的だった。パーキンソン病の患者に投与すると、線条体のドーパミン量が増え、症状が劇的に改善したのだ。

　しかし、これでパーキンソン病の問題が解決したわけではない。Ｌドーパも万能の薬ではなかった。時間が経ってパーキンソン病が進行すると、線条体の細胞自身にも変性が起こる。こうなると、いくらドーパミンが増えても、受け手側の細胞が反応しなくなるので、薬が効かない状態になってしまう。

　ここでドーパミンと病気の関係をまとめておこう。ドーパミンが減少した状態が運動減少症（パーキンソン病様の症状、すなわちパーキンソニズム）やうつだ。一方、ドーパミンが過剰になると運動過剰（不随意運動）や興奮状態になる。したがって、パーキンソン病の治療でドーパミン作動薬が過剰になると、副作用として不随意運動や興奮が現れる。一方、興奮などの精神症状を抑えるために抗ドーパミン薬が投与されるが、これが過剰になると副作用としてパーキンソン病様症状や抑うつが現れることになる。

パーキンソン病の仲間の病気

　抗ドーパミン薬の過剰によってパーキンソン病に似た症状が出現することからもわかるように、線条体のドーパミン放出量が減るとパーキンソン病に似た症状が起こる。例えば、病気の初めの頃から黒質と一緒に線条体も傷害される「線条体黒質変性症」とよばれる病気がある。線条体が傷害されるので症状はパーキンソン病とほぼ同じだが、最初からＬドーパは効かない。このようにパーキンソン病に似た症状を起こす一連の病気や病態を総称して、「パーキンソン症候群」または「パーキンソニズム」という。パーキンソン症候群の中で、原因がはっきりしているものを「症候性パーキンソニズム」という。

　薬で起こるパーキンソン症候群は「薬剤性パーキンソニズム」である。精神安定薬や吐き気止めは脳のドーパミンの活動を抑えるので、過剰になるとパーキンソン病のような症状を起こす。また、1920年頃、ヨーロッパでエコノモ脳炎が流行した。このエコノモ脳炎の後遺症として「脳炎後パーキンソニズム」が起こった。オリヴァー・サックス著『レナードの朝』は脳炎後パーキンソニズムを題材にしている（映画化された）。

　パーキンソン病に関係する病気は他にもある。レビー小体が黒質だけではなく大脳皮質にも現れる場合がある。レビー小体型認知症はパーキンソン病とアルツハイマー病の両方の特徴をもつ病気だ（第13章）。

原因の探求

　それでは、パーキンソン病ではどのようにして黒質のニューロンが減っていくのだろうか。鍵を握るのはタンパク質だ。パーキンソン病の遺伝素因やタンパク質の機能異常に関する最近の発見から、新たな研究の道が開けつつある。

現在、最も重要と考えられているのは、タンパク質の折りたたみと廃棄処分に関係するシステムの異常である。こうした異常にかかわる遺伝子変異も明らかになってきた。

　原因を解明するための手がかりは二つある。ALSの場合と同じだが、第一にパーキンソン病に出現するレビー小体に秘密が隠されているはずだ。第二にパーキンソン病の５％から10％は家族の複数のメンバーに病気が起こる家族性のパーキンソン病だ。変異遺伝子がわかれば、発病機序の解明に手がかりが得られる可能性がある。まず、レビー小体にはユビキチンというタンパク質が多く含まれていることがわかった。次に、レビー小体は a シヌクレインというタンパク質でできていることも明らかになった。そして、1997年、a シヌクレイン遺伝子が変異している家族性パーキンソン病の家系が見つかった。こうして、レビー小体の研究と遺伝子異常の研究がつながり、原因タンパク質として a シヌクレインが浮上した。パーキンソン病の黒質の組織切片に a シヌクレインに対する抗体を反応させると、抗体がレビー小体に結合するので、レビー小体をきれいに染めることができる。

　さらに、1998年、もう一つの原因遺伝子としてパーキンというタンパク質が同定された。パーキンは異常なタンパク質にユビキチンを結合させるユビキチンリガーゼという酵素だった。レビー小体にはユビキチンが多く含まれていることが既にわかっていたので、ここで遺伝子異常とレビー小体の研究が再びつながった。パーキンソン病のキー・タンパク質は「a シヌクレイン」と「ユビキチン」ということになる。役者が出揃った。この二つのタンパク質はどのような働きをしていて、その異常がどのようにして病気を起こすのだろう。

　ユビキチンはタンパク質の品質管理に重要なタンパク質である。工場の品質管理システムを考えてみよう（図12-2）。

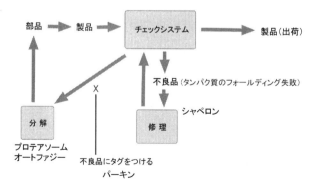

図12-2　工場の品質管理システムとシャペロン

部品から組み立てられた製品はチェックシステムによって検査され、検査に通れば製品として出荷される。チェックシステムの検査で通らなかった製品は修理され、再びチェックシステムの検査を受ける。ここでも検査に通らなかった不良品には、「不良品」のタグがつけられ、分解され廃棄される。分解されて回収された部品は再利用される。

　タンパク質の場合、うまく折り畳めずに正しい立体構造をとれないタンパク質がチェックシステムの検査にひっかかる。このようなタンパク質を修理するシステムが「シャペロン」だ。シャペロンは正しく折りたたまれなかったタンパク質を正しく折りたたんで修理する。このシャペロンのシステムでも修理されなかったタンパク質には「ユビキチン」のタグがつけられる。異常なタンパク質にタグをつける酵素が「パーキン」だ。タグがつけられた異常なタンパク質は、タンパク質の分解システムである「プロテアソーム」や「オートファジー」という機構によって分解される。分解された部品は回収されリサイクルされる。プロテアソームやオートファジーの機構は細胞の老化に関係しているので、第15章でもう一度触れる。

　パーキンソン病の場合には、変異したαシヌクレインがプロテアソームで分解されずに凝集してレビー小体をつくる。こうして細胞の機能が傷害され細胞死が起こる。また、パーキンに変異がある場合には、異常なタンパク質にユビキチンのタグがつけられなくなる。こうして折りたたみ異常を起こしたタンパク質が細胞にたまり、細胞死が起こると考えられている。ちなみに、αシヌクレイン自身の機能は不明だが、その機能はあまり病気の発症には関係していないようである。

　プリオン病やALSで取り上げた「シード仮説」がパーキンソン病でも有力になりつつある。すなわち、変異を起こしたαシヌクレインが、正常のαシヌクレインの立体構造を変化させ、タンパク質の凝集が進んでいくメカニズムだ。水に溶ける正常のαシヌクレインを試験管に入れておくと、シヌクレインはほとんど線維をつくらない。しかし、正常のαシヌクレインに、水に溶けないアミロイド線維を少量加えておくと、時間経過とともに水に溶けない線維が増えてくる。アミロイド線維が種（シード）になって、水に溶けない成分が増えていくことを示している。

　黒質のニューロンの数は年齢とともに減少するが、パーキンソン病の場合に

は一定の年齢を超えると急激に細胞の減少が進み、パーキンソン病を発症する。パーキンソン病の原因遺伝子として、αシヌクレイン遺伝子やパーキン遺伝子以外にも危険遺伝子が10個以上見つかっている。パーキンソン病はこれらの遺伝的要因に、環境要因が加わって発病すると考えられている。環境要因として、偏食、ストレス、農薬などの関与の可能性が指摘されてきたが、はっきりとエビデンスがある要因は現在のところない。

新しい治療の展開

　パーキンソン病治療の三つの柱は、薬物、リハビリテーション、環境の改善だ。現在の薬物療法は脳内のドーパミンの量を増やすことによって症状を軽減するが、根本的な治療法ではない。リハビテーションは運動機能や認知機能の低下をある程度遅らせる効果がある。また、環境整備によって動きやすい環境や、転倒しないような環境をつくることも重要だ。

　薬物療法ではLドーパ以外にも、ドーパミンの受容体を刺激する薬や、ドーパミンの分解を阻害する薬などが使用されてきた。抗ウイルス薬のシンメトレルもドーパミンの受容体を刺激する薬だ。また、線条体で放出されるドーパミンは線条体のアセチルコリンニューロンの作用を抑えるので、ドーパミンが減少するパーキンソン病ではアセチルコリンニューロンの作用が相対的に上昇している。そこでアセチルコリンの作用を抑える薬もパーキンソン病では有効だ。ただし、病気が進行して線条体のニューロンの傷害が強くなると、薬物の効果は減少してしまう。

　薬物治療が効きにくくなってくると、深部脳刺激法 deep brain stimulation（DBS）を用いる外科治療が考慮される。線条体を含む錐体外路系の回路は複雑である。線条体の活動は最終的に淡蒼球内節の活動を抑制し、さらに淡蒼球内節の活動によって運動皮質の活動が調整されている。パーキンソン病では黒質のドーパミン低下によって、視床下核や淡蒼球内節の活動が過剰となっている（図12-3）。そこで、抗パーキンソン薬による治療が無効になった場合でも、視床下核や淡蒼球内節の活動を抑えてやると、パーキンソン病の症状を軽減することができる。深部脳刺激法では電気刺激を発生する装置を胸部に、電極を脳内に埋め込んで、脳の目的の部位を電気刺激する。高頻度に電気刺激することでその活動が抑制される。とくに振戦に効果があり、薬の量や回数を減

らすことも可能にな
る。
　パーキンソン病の
機序がわかってきた
ことで、新しい治療
法の開発も急ピッチ
に進んでいる。新し
い治療薬としてシャ
ペロンを活性化する

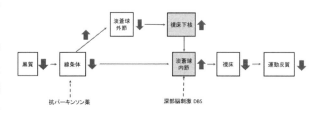

図12-3　パーキンソン病の病態と深部脳刺激療法DBSのターゲット
視床下核や淡蒼球内節の機能が亢進しているので、DBSでコントロールする。

薬やパーキンを増やす薬などが研究されている。また神経栄養因子を細胞に導入する遺伝子治療の試みもある。
　再生医学の応用もさかんに試みられている。初期の試みでは、胎児の黒質細胞や副腎髄質のカテコールアミン産生細胞を患者に移植する方法が試された。しかし、胎児の細胞を使うことには倫理的な問題もあり、結果的にも成功とはいえなかった。近年では、胚性幹細胞（ES細胞）やiPS細胞が開発され、移植に利用する試みが活発に行われている。ES細胞やiPS細胞などの幹細胞に遺伝子を導入してドーパミン産生細胞に分化させ、パーキンソン病モデル動物の線条体に移植する。実際にモデル動物に移植されたドーパミン細胞が線条体に生着して働き、パーキンソン病の症状が改善することが確認されている。幹細胞を用いる再生医療による治療は、有望な治療法として実用化への期待が高まっている。

第12章のまとめ
1）パーキンソン病は、運動減少、振戦、筋緊張亢進、姿勢反射障害を特徴とする神経変性疾患だ。
2）発症率は人口10万人あたり150人で、神経変性疾患の中では最も多い。
3）中脳の黒質ニューロンが減少し、残った細胞にレビー小体が出現する。黒質から線条体に投射するドーパミン細胞の減少が原因でいろいろな症状が起こる。
4）病因に関係するタンパク質として、αシヌクレインやパーキンが見つかった。
5）黒質ニューロン減少の機序として、タンパク質の品質管理システムの異常が想定されている。

参考文献
マイケル・J・フォックス（入江真佐子訳）『ラッキーマン』ソフトバンククリエイティブ　2003
Glickstein, M., Neuroscience: Historical Introduction. The MIT Press, 2014.
高橋淳「ES細胞をパーキンソン病治療に」『別冊日経サイエンス152　人体再生』pp.89-93, 2006
ダウエ・ドライースマ（鈴木晶訳）『アルツハイマー病はなぜアルツハイマー病になったのか』講談社　2014
オリヴァー・サックス（春日井晶子訳）『レナードの朝』早川書房　2005
鈴掛雅美、長谷川成人「タウとシヌクレインの線維化と伝播のメカニズム」『Dementia Japan』28, 293-298, 2014

第13章　アルツハイマー病

認知症は海のようだ。人類はいまだ、その深さ、広さを知り得ていない。それがゆえに、底知れぬ深みに身震いし、そこに引きずり込まれる自分をイメージしておびえる。10年後、日本では約700万人が認知症になるという。高齢者の5人に一人。溺れず、泳ぐにはどうすればいいのか……

朝日新聞グローブ　2016年5月1日

　超高齢社会を迎え、認知症は医学的社会的に大きな問題となっている。65歳を超えると認知症の患者は急激に増加する。65歳までに全人口の15％の人が何らかの形の認知症を発症する。その割合は85歳までに35％に増える。年次変化を調べると認知症の患者数は全体的に増加の傾向にあり、その中でも認知症に占めるアルツハイマー病の割合が明らかに増加している。現在では、認知症の約3分の2がアルツハイマー病である。65歳以上の10人に一人がアルツハイマー病を発症している計算になる。アルツハイマー病は75歳を超えると急激に増える。

　世界規模でみると、2015年に4680万人であった患者数が2030年には7470万人に、2050年には1億3150万人に増加すると見込まれている。経済規模でいうと、認知症ケアの年間コストは8180億ドルといわれ、世界で18番目の経済大国に匹敵する（トルコとオランダの間）。アップルやグーグルといった企業の市場価値をしのぐ数字だ。

　日本では、1972年、有吉佐和子の小説『恍惚の人』が発表され、痴呆が社会問題としてクローズアップされた。1994年にはレーガン元アメリカ大統領がアルツハイマー病にかかっていることを公表し、全世界に衝撃が走った。2004年、厚生労働省はそれまでの「痴呆」という呼称を改めて、「認知症」という名称に変更した。映画の世界でも、これまでに何回か若年性アルツハイマー病がと

りあげられている。韓国映画『私の頭の中の消しゴム』、日本映画『明日の記憶』、ハリウッド映画『アリスのままで』などがすぐに思い浮かぶ。

映画『アリスのままで』から

映画『アリスのままで』を例にとって、若年性アルツハイマー病をみていこう。アリスは50歳の言語学者で大学教授だ。講義中によく知っているはずの言葉が出ない、道に迷う、よく眠れない、情緒不安定になるなどの症状で発症した。夫のジョンは医学研究者である。アリスは病院を受診し、若年性アルツハイマー病の診断をうけた。現在、早期診断には PET スキャンが用いられる（映画では CT だったが）。アミロイドを検出する PET スキャンでは、脳内に貯まっているアミロイドが早期から検出できる。アミロイドとは特殊な構造をとるようになって水に溶けなくなったタンパク質だ（第9章で述べた異常プリオンと同じ）。

ところで、アリスの父親は晩年に認知障害を患っていたが、周囲からはアルコール依存症と考えられていた。家族性アルツハイマー病の可能性があったので、アリスは遺伝子検査をうけることになった。若年性アルツハイマー病の数％は常染色体優性遺伝の家族性アルツハイマー病である。現在、原因遺伝子としてアミロイド前駆体タンパク質 APP 遺伝子やプレセニリン遺伝子などが知られている（後述）。高齢になってから発症する家族性アルツハイマー病の感受性遺伝子としてはアポリポタンパク質 E 遺伝子が知られている。アポリポタンパク質 E 遺伝子には三つの遺伝子型があり、そのうち $\varepsilon 4$ を持つとアルツハイマー病の発症リスクが高くなる。アリスにはプレセニリン 1 遺伝子の変異があった。

ここで常染色体優性遺伝のパターンをみておこう。遺伝子が乗っている染色体は、父親からうけつぐものと母親からうけつぐものが対（相同染色体）をなしている。優性遺伝では、1対の遺伝子のどちらかに変異があると発症する。したがって、両親のどちらかが病気である場合には、その児は50％の確率で病気になる。アリスとジョンには3人の子供がいた。長女のアナは遺伝子検査を受けて変異遺伝子陽性だった。将来発症することは間違いない。長男のトムには変異はなかった。次女のリディアは遺伝子診断を受けないという選択をした。もし両親のどちらかが優性遺伝のアルツハイマー病を発症したとしたら、あな

たは遺伝子検査を受けるだろうか。

　その後アリスの症状は急速に進行し、物忘れが進み、娘の顔がわからなくなっ
たり、トイレの場所がわからず失禁したりするようになった。この映画はアカ
デミー賞主演女優賞を受賞している。なお、余談になるが、監督のリチャード・
グラッツァーは映画企画時に ALS にかかっていて、アカデミー賞授賞式の20
日後に死去した。

アルツハイマー病の症状

　アリスの中心的な症状は明らかに記憶や判断の障害だ。また気分の障害もあ
る。それに加えて、失禁や不眠などの症状もみられる。このように、アルツハ
イマー病の中核症状は記憶障害や判断障害で、それに不眠症、うつ、徘徊、不
潔行為、幻覚・妄想などの周辺症状が加わる。周辺症状は行動心理症状 BPSD
とよばれている。

　記憶の種類については第10章で説明した。記憶は陳述性記憶と非陳述性記憶
に分類される。さらに陳述記憶は即時記憶、近時記憶、遠時記憶に分けられる。
アルツハイマー病では非陳述記憶には障害がなく、陳述記憶が障害される。陳
述記憶のうち近時記憶は早くから障害されるが、即時記憶の障害はやや遅れて
起こる。遠時記憶障害があらわれるのは病気がかなり進行してからだ。アリス
も早期には最近のことは忘れているのに昔のことはよく覚えていた。「場所や
時間や人物がわかる」ことを見当識といい、周囲の状況がわからなくなること
を失見当識という。アルツハイマー病ではまず時間がわからなくなる。その後、
場所や人の認識が失われる。中期から後期になると歩行障害や尿失禁などの身
体症状も現れるようになる。

アルツハイマー病の発見

　一人のドイツ人女性の記録がある。アゥグステという名前の51歳の女性だ。
　最初に医師が診察したときの会話は次のようだった。
医師：あなたのお名前は何ですか？
患者：アゥグステ
医師：姓は？
患者：アゥグステ

医師：あなたのご主人の名前は？
患者：アウグステだと思います
医師：ご主人の名前ですよ？
患者：あっそう、主人の……

　文を書こうとすると、途中で何を書くか忘れる。歩き回り、他の患者の顔を手探りする。ここがどこかわからず、家族の名前もわからない。5年後、56歳のときに死亡した。これが、世界で最初のアルツハイマー病患者の記録だ。このときの医師こそアルツハイマーその人である。
　アロイス・アルツハイマーは1864年にドイツで生まれた。アルツハイマーがアウグステに会ったのはフランクフルトの精神病院だった。その後、ミュンヘン大学に移ったアルツハイマーは、アウグステの遺体を解剖し、1907年に病気の症状と脳の変化を報告した。ここからアルツハイマー病の歴史が始まったのだ。100年以上前のことである。アウグステの大脳皮質のニューロンの中には線維が束になって凝集していた。現在、神経原線維変化またはタングルとよばれている病変である。もう一つの特徴は、しみのような塊が大脳皮質に多数認められたことだ。この構造は老人斑、またはアミロイド斑とよばれている。
　アルツハイマー病の特徴を要約すると、1）初老期から老年期に認知症を起こす代表的な病気で、2）大脳皮質に老人斑と神経原線維変化が出現する病気、ということになる。この大脳皮質の変化は、一次大脳皮質よりも、海馬などの辺縁系や連合皮質に強くあらわれる。連合皮質は情報を統合し認知するために重要な領域である。また海馬は記憶の形成に重要だ。したがって、アルツハイマー病の中核症状である認知機能障害や記憶障害は、海馬や連合皮質の傷害を示している。認知症とよばれるのはこのような理由からだ。

認知症の診断

　認知症の診断のためにいくつかの検査が考案されているが、その内容をみれば認知症の症状が理解できる。例として「ブレストの認知症評価尺度」をみてみよう。ブレスト認知症評価尺度では、認知症の程度を、1）日常動作行為の変化、2）習慣の変化、3）人格変化、4）関心と衝動の変化、5）見当識、6）個人的な記憶、7）非個人的な変化、8）5分後の想起、9）集中力、の9項目

で評価する。日常動作行為の変化の項目をみると、家事ができない、お金の勘定ができないなどの項目がある。習慣の変化には食事や着衣の変化が含まれる。人格変化の項目には性格の変化や感情反応の変化などがある。関心と衝動の変化には、趣味をやめる、周囲に無関心などが含まれる。また、場所や時間や人物など、周囲の状況がわからなくなる（失見当識）。

　もっと簡単に検査できる簡易テストもある。長谷川式簡易テストHDSやミニメンタルステート検査MMSEなどだ。ミニメンタルステート検査では、見当識、計算、物品の名前など11個の質問をして答えを点数化する。

　さて、認知症を起こす病気はアルツハイマー病だけではない。アルツハイマー病と診断するためには、その他の病気を否定する必要がある。このように、似たような病気の中から一つの病気を選び出して診断することを「鑑別診断」という。

　アルツハイマー病の鑑別診断の第一段階は、症状が認知症なのか、正常範囲内の物忘れなのかを区別することだ。普通の物忘れは、体験の一部を忘れる、進行しない、失見当識がない、物忘れを自覚している、生活に問題はない、などの特徴がある。逆に、認知症の場合は、全体を忘れる、進行する、失見当識がある、物忘れの自覚があまりない、生活に支障がある、などの特徴がある。注意してほしいのは、この違いは相対的なもので、区別がつきにくい場合があることである。例えば認知症の場合でも自分の物忘れを自覚している場合がある。ただその場合でも、認知症の患者は物忘れをあまり苦にしていないようにみえる。

　認知症と診断したら、次の段階では認知症の病型を決定する必要がある。この場合、認知症以外に身体症状が目立つかどうかがポイントになる。アルツハイマー病や前頭側頭型認知症では認知症以外の症状は目立たない。それに対して、レビー小体型認知症や血管性認知症では通常、認知症以外の症状がみとめられる。

　前頭側頭型認知症の代表はピック病である。ピック病はチェコ生まれのドイツ人精神病理学者、アーノルド・ピックによって最初に報告された。前頭葉と側頭葉に限局する萎縮が特徴的である。前頭葉と側頭葉だけに萎縮が強いので、アルツハイマー病とは異なる特徴的な認知症を呈する。とくに人格障害や行動異常が目立ち、同じことを何回も行ったり、話したりする常同行動・常同言語

が特徴的だ。ピック病の脳、とくに海馬のニューロンにはピック球という円形の封入体がみられる。ピック球の主成分はタウというタンパク質である。タウタンパク質はアルツハイマー病の神経原線維変化の主成分でもある（後述）。アルツハイマー病とピック病が親戚関係にあることがわかる。

　鑑別しなければならないもう一つの重要な病気は「レビー小体型認知症」である。前章でも述べたが、レビー小体型認知症はパーキンソン病とアルツハイマー病の両方の特徴を持つ病気だ。黒質だけではなく大脳皮質のニューロンにもレビー小体が出現し、老人斑や神経原線維変化などのアルツハイマー病の変化も現れる。やはり進行性の認知症を主体とするが、アルツハイマー病とは異なる特徴的な症状がある。認知症が変動しやすい、鮮明で具体的な幻視を見る、転倒しやすい、パーキンソン病様の症状を伴う、レム睡眠行動障害が多い、などである。レム睡眠行動障害とは、見ている夢に合わせて行動してしまう症状で、寝ている間に急に話し出す、暴れる、立ち上がるなどの行動をみせる。

アルツハイマー病の原因の探求

　それではアルツハイマー病の研究はどこまで進んでいるのだろうか。言い換えると、原因はどこまで解明され、治療法の開発はどこまで進んでいるのだろうか。結論からいうと、あと一歩というところまで来ているといえるだろう。

　アルツハイマー病研究の第一歩は、アルツハイマー病で起こっている異常を解析することだった。肉眼的には、アルツハイマー病の脳は正常の人に比べて萎縮が進んでいてかなり小さくなっている。とくに萎縮が強いのは前頭葉、頭頂葉、側頭葉の連合皮質や海馬で、視覚皮質などの一次皮質にはあまり萎縮は認められない。顕微鏡で観察すると、大脳皮質や海馬のニューロンが減少し、老人斑や神経原線維変化が多数みられる。さらに、化学的に分析すると、大脳皮質のアセチルコリン含有量が正常に比べてかなり減少していることが明らかとなった。アルツハイマー病でアセチルコリンの減少が認知症の出現に関わっているという考えを「アセチルコリン仮説」という。

　大脳のアセチルコリン含有神経は前脳の底部、前脳基底部にある（図13-1）。この前脳基底部に含まれる内側中隔核やマイネルト基底核には、アセチルコリン含有ニューロンが多数分布している。内側中隔核のアセチルコリン神経は海馬に線維を送っている。一方、マイネルト基底核のアセチルコリン

神経は大脳皮質の広い領域に線維を送っている。これらのアセチルコリン神経は学習や記憶に重要であることがわかっている。アルツハイマー病では、内側中隔核やマイネルト基底核のアセチルコリン神経が減少するので、大脳皮質や海馬のアセチルコリン含

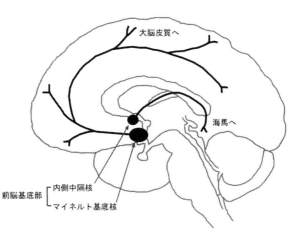

図13-1　学習に関係するアセチルコリン神経投射系

有量が減少する。しかも、アセチルコリン含有量の減少の程度と認知症の程度が比例する。このことからもアセチルコリンの低下が認知症の発症に密接に関係していることがわかる。パーキンソン病では不足するドーパミンを補充すると症状が劇的に改善した。それでは、アルツハイマー病でも、アセチルコリンを補充すれば認知症がよくなるのだろうか。

　アセチルコリン自身は水に溶けず、脳に直接供給することはできない。シナプスで神経末端からアセチルコリンが放出されると、アセチルコリンエステラーゼという分解酵素で分解される。そこでこの分解酵素の働きを抑えてやれば、アセチルコリンの分解が遅くなってアセチルコリンの作用が増強することが予想される。こうしてアセチルコリンエステラーゼの阻害薬がアルツハイマー病患者で試され、実際に初期の記憶障害を改善し、認知症の進行を遅らせる作用があることがわかった。現在、アルツハイマー病治療薬として認可されている薬はほとんどがこのアセチルコリンエステラーゼの阻害薬だ。例えば、アリセプト、レミニール、イクセロン、リバスタッチなどが含まれる。しかし、これらの薬が有効なのは初期の患者だけだ。病気が進むと、大脳皮質や海馬のニューロンが減少するので、アセチルコリンを増やしても反応する細胞がほとんどない状態になる。したがって、薬はまったく効かなくなる。穴のあいたバケツに水を貯めるようなものだ。バケツの穴が小さいときは、水を大量に補給

してやれば、ある程度水が貯まる。しかし、穴が大きくなると、水を補給してもどんどん漏れてしまうので、水は貯まらない。根本的な治療のためには、やはり原因を解明することが必要だ。

　原因解明のためには、異常を起こしている物質基盤を突きとめることが必要である。ALS やパーキンソン病のときと同じように、二つの手がかりがあった。第一に脳の異常な構造には異常なタンパク質が貯まっているに違いない。アルツハイマー病の場合は、神経原線維変化と老人斑である。第二に、アルツハイマー病患者の数％は家族性のアルツハイマー病である。したがって、家族性アルツハイマー病の変異遺伝子がわかればタンパク質の異常もわかるはずだ。

　ここでもう一度「セントラル・ドグマ」に戻ろう。情報は DNA から RNA、RNA からタンパク質へと一方向に流れるというのがセントラル・ドグマだった。変異遺伝子がわかれば、異常タンパク質の配列がわかる。また異常なタンパク質がわかれば、RNA、DNA と逆にたどっていくことができるので遺伝子異常がわかる。

　神経原線維変化や老人斑から異常タンパク質を同定しようという試みは難航した。両者とも不溶性のタンパク質が凝集していて水に溶けなかったからだ。1986年に神経原線維変化の主成分がタウタンパク質であることがわかった。タウは、細胞の中で物質運搬のためのレールとして働く微小管を安定させるタンパク質である。一方、1984年に老人斑からアミロイド β ペプチドが抽出された。アミロイド β は略して A β とよばれている。A β には40個のアミノ酸からできている A β40と、42個のアミノ酸からできている A β42がある。現在では、A β42の方が、毒性が強く凝集しやすいことが知られている。さて、A β のアミノ酸配列がわかったことで、アルツハイマー病研究は一挙に熱を帯びてきた。次に行うべき研究の方向性が決まったからだ。アミノ酸配列がわかれば、アミノ酸配列から遺伝子の塩基配列が限られた数に絞られる。世界中で遺伝子ハンティングの競争が始まった。こうして数年後に、三つの研究グループからほぼ同時に A β の前駆体遺伝子の塩基配列が発表された。この前駆体タンパク質をアミロイド前駆体タンパク質 amyloid precursor protein（APP）という。

　APP の構造を解析すると、このタンパク質は細胞膜を 1 回だけ貫通する膜タンパク質であることがわかった（図13-2）。APP の 2 ヶ所の部分（細胞外の部位と細胞膜内部の部位）で切断されると、A β 断片が切り出される。細胞外

の部位を切る「はさ
み」はβセクレター
ゼ、細胞膜の内部を
切る「はさみ」はγ
セクレターゼという
酵素だ。その後、正
常の経路ではαセク
レターゼがAβ内
部の細胞外の部位を
切るので、Aβが
できないことがわ
かった。さらに、β

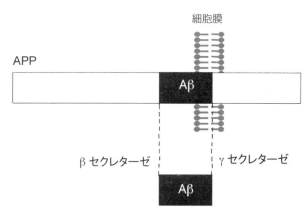

図13-2　アミロイド前駆体タンパク質APPの構造

セクレターゼの正体も明らかになった。しかし、細胞膜の内部の配列を切るγ
セクレターゼの正体についてはなかなかわからなかった。

　ここでいったん異常タンパク質の探求の話から離れる。家族性アルツハイ
マー病の変異遺伝子研究はどのように展開していったのだろうか。家族性アル
ツハイマー病の家系で第21染色体に変異がある家系が以前から知られていた。
ダウン症は第21染色体が3本あるためにいろいろな奇形を伴う先天異常だが、
ダウン症では若いときから脳にアルツハイマー病と同じ変化が出現する。ここ
で、新しく見つかったAPP遺伝子が第21染色体にあることがわかったのだ。
しかも、第21染色体に変異がある家系ではAPP遺伝子そのものに変異があった。
こうして、APP遺伝子がアルツハイマー病の原因遺伝子であることが明らか
になった。しかし、アルツハイマー病の原因の完全解明というわけにはいかな
かった。APP遺伝子に変異が認められない家族性アルツハイマー病の家系が
多く見つかっている。原因遺伝子がAPP遺伝子だけでないことは明らかだ。

　その後、第1染色体と第14染色体に異常がある家系の研究から、原因遺伝子
としてプレセニリン遺伝子が同定された。それではプレセニリンとはどのよう
なタンパク質なのだろうか。

　結論からいうと、プレセニリンはその他の三つのタンパク質と複合体を作っ
てγセクレターゼとして働くことが明らかになった。プレセニリンはAPPの
細胞膜内の部分を切ってAβを切り出す「はさみ」だったのだ。こうして、

異常タンパク質の研究と変異遺伝子の研究は、APP とプレセニリンの発見によって見事につながった。APP は β のはさみと γ のはさみ（プレセニリン複合体）によって切断され、A β が生じる。変異プレセニリンは効率的に APP を切断して、とくに A β42 が放出される。

　放出された A β はグリア細胞（ミクログリア）によって食べられて除かれる。A β の産生が増加すると、ミクログリアによって処理されない A β が凝集して老人斑をつくるようになる。うまく折りたたまれない A β42 が正常に折りたたまれている A β を異常な形に変形し次々に凝集していくのではないかと考えられている（シード仮説：第9、11、12章参照）。A β42 の凝集体はシナプスを占領して神経伝達を邪魔する可能性がある。さらに、脳の掃除屋であるミクログリアは、過剰に活性化されると慢性炎症を引き起こして脳を攻撃するようになる。慢性炎症によって引き起こされた細胞死が、さらに脳の炎症を増悪させて悪循環を生むと考えられている。

　ミクログリアによる掃除に加えて、脳のゴミは脳全体に張り巡らされている導管システムによって取り除かれているらしい。この導管システムを「グリンパティック系」という。健康な脳では A β もグリンパティック系によって除去されることが示されている。興味深いことに、グリンパティック系の活動は睡眠中に最も活発に行われる。アルツハイマー病でよくみとめられる睡眠障害は、認知症の症状というよりも、認知症の進行そのものに関係している可能性がある。

　ここで話題を、神経原線維変化の主成分であるタウタンパク質に戻そう。タウは微小管関連タンパク質だ。微小管は細胞内の物質運搬に関係する細胞内骨格で、鉄道のレールのような働きをしている。タウは微小管に結合して微小管を安定化している（レールの枕木のように）。アルツハイマー病ではタウが異常にリン酸化されて微小管から離れるので、微小管のレールが不安定になって物質輸送がうまくいかなくなり、細胞に障害が起こる（レールから枕木が外れた状態）。異常にリン酸化されて微小管から外れたタウは、凝集して神経原線維変化を起こす。A β42 の凝集とタウの異常なリン酸化はアルツハイマー病を特徴づける2大病理変化であるが、両者が関連している証拠がある。A β42 の凝集体はタウの異常なリン酸化を促進するらしい。

　アルツハイマー病発症のメカニズムをまとめておこう。APP が β と γ のは

さみによって切られて、Aβが生成する。Aβ42ができると、これが核となって Aβ42の凝集が促進され、老人斑が形成される。また、Aβ42の凝集はタウの異常なリン酸化を進め、神経原線維変化を形成することになる。Aβ42凝集、タウの異常リン酸化、老人斑、神経原線維変化、そしてミクログリアの過剰な活性化による慢性炎症は、すべて細胞の機能を傷害し、細胞死を引き起こす。

アルツハイマー病の治療戦略

　以上のメカニズムが明らかになった現在、どのような治療が考えられるだろうか。二つのはさみ、βセクレターゼとγセクレターゼの働きを阻害すれば、Aβができなくなるので、アルツハイマー病の発症が抑えられる可能性がある。あるいはαセクレターゼの機能を増強できればAβの産生は減らせるだろう。Aβの凝集を抑える薬や、タウの異常リン酸化を抑える薬、ミクログリアの暴走を抑える薬なども開発途中だ。また、いったん生成し凝集したAβを排除するために、Aβに対する抗体を使う試みも行われている。たまったAβを排除する戦略をAβクリアランスといい、抗体を使う方法をワクチン療法という。このワクチン療法は動物実験ではある程度効果が確認されているが、ヒトではまだ成功していない。現在も世界中のいろいろな施設でいろいろな治療薬の開発が進められている。しかしながら、ここ二十数年の研究は結局のところことごとく失敗している。そこで近年、戦略の見直しの必要に迫られている。

　これまでに治療薬の開発がうまくいかなかった理由の一つは、病気が進行した患者で治療効果を検討していたからだということもわかってきた。この反省から、発症初期の患者を見つけだして治療効果を検討する必要があることが、世界中で共通認識となっている。このような状態を軽度認知障害 minimal cognitive impairment（MCI）という。MCI の診断基準は、1）認知機能は正常でもないが認知症でもない、2）明らかに認知機能低下がある、3）基本的な日常生活は保たれていて、複雑な日常生活機能の障害は軽度にとどまる、の3点だ。日本を含め世界中で MCI の研究プロジェクトが進められている。

　治療法はなかなか確立されないが、病気は待ってはくれない。もう一つの治療戦略の転換は、治療から予防へのシフトだ。幸いにして、アルツハイマー病

の予防に関するデータが集まってきている。最近の疫学調査によると、アルツ
ハイマー病の危険因子となるのは、アルコール、動脈硬化、女性の心筋梗塞、
脂質異常症、運動不足、喫煙、糖尿病などだ。要するに生活習慣病の危険因子
がそのままアルツハイマー病の危険因子になる。現時点でいえることは、規則
正しい生活や生活習慣病の予防がアルツハイマー病の予防にも効果的であると
いうことになる。実際、最近の研究では、栄養管理、筋力トレーニング、認知
トレーニングをすると認知能力が向上することが示されている。

　1906年にアルツハイマーが報告してから100年以上過ぎた。1980年代のアミ
ロイドβやタウの発見、レーガン大統領のアルツハイマー病宣言、アリセプト
の認可、などの経過をたどりながら、アルツハイマー病研究は着実に発展し、
現在、早期発見や予防法・治療法の確立までもう一歩というところまで来てい
る。

第13章のまとめ

1）アルツハイマー病は代表的な認知症疾患だ。
2）アルツハイマー病の脳には、アミロイド斑（老人斑）や神経原線維変化（タ
　ングル）のような特徴的な病変が出現し、神経細胞が減少する。
3）アルツハイマー病の脳ではアセチルコリンが減少し、この減少の程度と認
　知症の程度が比例する。現在のところ、アセチルコリンを増やす薬が治療
　薬として使われている。
4）アミロイド前駆体タンパク質APPが異常に切断されると、アミロイド・ベー
　タ（Aβ）ができて脳に貯まる。Aβの沈着を防ぐことが今後の治療の目標だ。
　また予防のために、生活習慣病にならない生活が重要であることがわかっ
　てきた。

参考文献
「認知症という海」朝日新聞グローブ181、2016年5月1日付
有吉佐和子『恍惚の人』新潮社　1972
ダニエル・A・ポーレン（岩坪威、丸山敬訳）『アルツハイマー病遺伝子を追う』三田出版会　1997
コンラート・マウラー、ウルリケ・マウラー（新井公人監訳）『アルツハイマー』保健同人
　社　2004
リサ・ジェノヴァ（古屋美登里訳）『アリスのままで』キノブックス　2015

ピーター・H・セントジョージ＝ヒスロップ「アルツハイマー病　解けてきた発症の謎」『別冊日経サイエンス147　エイジング研究の最前線』pp. 82-90, 2004

石浦章一、木曽良明「アルツハイマー病の治療薬をつくる」『別冊日経サイエンス159　脳から見た心の世界3』pp. 108-113, 2007

ミカエル・S・ウォルフ「アルツハイマー病を阻止せよ　治療薬の開発戦略」『別冊日経サイエンス159　脳から見た心の世界3』pp. 114-122, 2007

ラリー・C・ウォーカー、マチアス・ジャッカー「認知症の種をまくタンパク質」『別冊日経サイエンス204　先端医療の挑戦』pp. 139-145, 2015

マイケン・ネーデルガード、スティーブン・A・ゴールドマン「脳から老廃物を排出　グリンパティック系」『別冊日経サイエンス218　脳科学のダイナミズム』pp. 105-109, 2017

ミーア・キビペルト、クリステル・ハカンソン「大規模調査で見えたカギ　生活習慣でリスク低減」『日経サイエンス』47 (8), 50-55, 2017

デイヴィッド・A・ベネット「アルツハイマー病に負けない力を蓄える」『日経サイエンス』47 (8), 56-65, 2017

第14章　神経伝達物質と精神疾患

器質的精神病が脳の粗大な変化によって粗大な結果がもたらされるものとする
ならば、分裂病は微小な変化によって大きな結果がもたらされるものといって
よいでしょう。

中井久夫

「吊り橋効果」という心理学の理論をご存知だろうか。「吊り橋の上で愛を告
白すれば成功する確率が高い」という理論だ。あるテレビのバラエティー番組
でこの現象が取り上げられ、「実行犯は神経伝達物質だ」と紹介されていた。
脳科学の時代といわれるようになってから、神経伝達物質がメディアで面白お
かしくとりあげられるようになってきた。正しいか間違いかの判断をするため
には神経伝達物質を正しく理解することが必要だ。

　神経細胞の軸索の終末は次のニューロンとシナプスをつくる。神経終末の中
には神経伝達物質を含むシナプス小胞がある。興奮が神経終末までやってくる
と、シナプス小胞が神経終末の膜に融合して中身の神経伝達物質を放出する。
放出された神経伝達物質は次のニューロンの膜にある受容体に結合して、その
ニューロンに作用する。

　前章までに、ALS とグルタミン酸（第11章）、パーキンソン病とドーパミン（第
12章）、アルツハイマー病とアセチルコリンの関係（第13章）について述べてきた。
本章では、神経伝達物質のまとめをしてから、精神疾患との関連について話を
進める。

神経伝達物質の発見

　過去の生物の大学入試問題にこんなものがあった。２匹のカエルから心臓を
取り出し、心臓 A の灌流液が心臓 B に流入するように連結する。A の心臓

についている迷走神経を電気刺激すると、Aの心臓の拍動が停止し、遅れてB
の心臓の拍動も停止した。これから何がわかるか、という問題だ。迷走神経の
刺激によって心臓Aと心臓Bの拍動が連続して停止することから、心臓の拍
動を停止させる化学物質が迷走神経の末端から放出されて心臓Aの拍動を止
め、続いて連結管を通って心臓Bに作用してその拍動を止めたと考えられる。
この実験こそ、神経伝達物質の存在を初めて証明した一連の実験の一つである。
　1920年代、ニューロンとニューロンの情報伝達のしくみは大きな謎だった。
二つの説があり、両者の間で熱い論争が行われていた。一つは電気説で、ニュー
ロンの電気的興奮は次のニューロンに直接伝わると考える研究者のグループが
あった。もう一つの説は、ニューロンの末端から化学物質が出て次のニューロ
ンを興奮させると考える化学説だ。ここで登場するのがオットー・レーヴィで
ある。オットー・レーヴィはこの問題を長年にわたって追究してきたが、ある
日、夢の中で決定的な実験方法を思いつき、興奮して目が覚めた。ところが、
目が覚めてみるとすっかりその内容を忘れていた。しかし、次の夜、また同じ
夢をみた。目が覚めた彼はすぐに実験の構想をノートに書き留めて、実験にと
りかかった。彼の実験室は自宅の地下にあった。その実験とは2匹のカエルか
ら心臓を取り出し、一方の迷走神経を電気刺激する実験だった。迷走神経を刺
激した心臓の心拍数は減少したが、彼はその心臓の表面から液体成分を吸引し、
別の心臓に投与した。すると、もう一方の心臓の心拍数も減少した。彼は迷走
神経から心拍数を減少させる物質が放出されると確信して、その物質を「迷走
神経物質」と名づけた。これが最初に発見された神経伝達物質、アセチルコリ
ンである。前述の大学入試問題の実験は、レーヴィの実験を改良したベインの
実験だ。内臓を支配する運動神経を自律神経というが、心臓を支配する副交感
神経線維は迷走神経に含まれている。こうして副交感神経の神経伝達物質がア
セチルコリンであることが明らかになった。続いて、筋肉を支配する運動神経
の伝達物質もアセチルコリンであることが判明した。握手をする二人の紳士の
写真が残っている。オットー・レーヴィと運動神経の神経伝達物質を解明した
ヘンリー・デールだ。二人はそろってノーベル賞を受賞した。
　神経伝達物質は神経終末のシナプス小胞に貯えられていて、興奮が到達する
とシナプスに放出される（図14-1）。放出する側のニューロンの細胞膜をシナ
プス前膜、受容体を持っている側のニューロンの細胞膜をシナプス後膜という。

また、シナプス前膜とシナプス後膜の間のスペースをシナプス間隙(かんげき)という。アセチルコリンの発見のあと、多くの物質が神経伝達物質の候補として知られるようになった。そこで、神経伝達物質を厳密に定義する必要がでてきた。神経伝達物

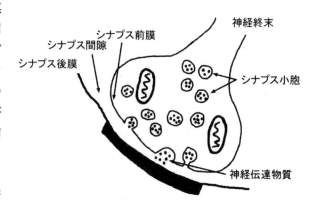

図14-1　シナプスの構造

質とは次の四つの条件を満たす物質と定義されている。1）ニューロンで産生され、2）刺激に応じてシナプス小胞から放出され、3）シナプス後膜の受容体に結合し、4）シナプス後膜のニューロンに電位変化を起こす物質、である。これらの条件を完全には満たさない物質は神経修飾物質として区別されている。

　神経伝達物質の詳細に入る前に、神経系の区分をみておこう。神経系は脳と脊髄(せきずい)からなる中枢神経と、中枢神経から出る末梢(まっしょう)神経に分かれる。末梢器官から中枢神経へ情報を伝える末梢神経は求心性神経、すなわち感覚神経だ。一方、中枢神経から末梢器官へ情報を伝える末梢神経は遠心性神経、すなわち運動神経である。これには骨格筋を支配する体性運動神経と内臓を支配する内臓運動神経がある。この内臓運動神経を一般に自律神経とよぶ。自律神経は交感神経と副交感神経に分類される（注）。

神経伝達物質の種類

　神経伝達物質にはどのような種類があるのだろうか。神経伝達物質は化学構造、機能、局在などいろいろな面から分類されている。まず、伝達物質の化学構造から、アミノ酸、アミン、アセチルコリン、神経ペプチドの4種類に分類できる。アミノ酸神経伝達物質にはグルタミン酸、ガンマアミノ酪酸（GABA）、グリシンなどがある。アミンにはドーパミン、ノルアドレナリンなどのカテコー

ルアミンや、セロトニンなどのインドリールアミンがある。神経ペプチドにはサブスタンスPなどがある。機能的には、相手側のニューロンに興奮を引き起こす興奮性伝達物質と抑制をもたらす抑制性伝達物質に分類できる。興奮性伝達物質の代表はグルタミン酸で、抑制性伝達物質の代表はGABAである。さらに、働く場所によって末梢性伝達物質と中枢性伝達物質に分類することもできる。

　末梢神経では、運動神経や副交感神経の伝達物質としてアセチルコリンが、交感神経の神経伝達物質としてノルアドレナリンが働く。中枢神経の伝達物質としては、グルタミン酸、GABA、ドーパミン、セロトニン、アセチルコリンなどが重要だ。グルタミン酸は記憶にも関係している代表的な興奮性伝達物質で、ALSでの異常が報告されている（第11章）。ドーパミンはパーキンソン病（第12章）だけではなく、統合失調症の病態にも関係している可能性がある。セロトニンはうつ病や不安に関係することが知られている。アセチルコリンは最初に発見された神経伝達物質で、学習や記憶に関係する。アルツハイマー病での低下については前章で述べた。本章では精神疾患に関係するドーパミンとセロトニンに焦点をあてる。

　神経伝達物質を研究するために、いろいろな方法が用いられる。神経伝達物質がどこにあるか調べるために免疫組織化学法が行われる。神経伝達物質やその合成酵素に対して抗体を作製し組織切片と反応させる。抗体は目的の伝達物質と結合するので、抗体を標識しておけばその場所がわかる。次に、神経伝達物質を含有するニューロンがどこに線維を送っているか調べる必要がある。このために、軸索の末端から取り込まれる逆行性トレーサーを特定の領域に注射する。軸索から取り込まれた逆行性トレーサーは軸索を運ばれて細胞体にたまる。例えば、前頭葉皮質の特定の領域に逆行性トレーサーを注射して、一定の期間後に脳を調べるとその領域に線維を送っているニューロンの場所がわかる。免疫組織化学法とトレーサー法を組み合わせると、特定の神経伝達物質をもつ神経細胞がどこに線維を送っているかがわかる。また、微量の伝達物質の量を測定する方法の開発によって神経伝達物質研究は大きく発展した。微量透析法、またはマイクロダイアリシス法という。脳内の特定の位置にチューブを挿入し、ポンプで内筒内に溶液を流す。先端の透析用チューブから細胞外液を回収し分析する方法だ。この方法によって、伝達物質放出量のごくわずかな変化が検出

できるようになった。さらに最近では、陽電子放射断層撮影PETを用いることによって、神経伝達物質の量的な変化を生きた脳で画像化できるようになった。PETを用いるとパーキンソン病の線条体でドーパミンの含有量が著明に減少していることがわかる（第12章）。

脳内のドーパミンは強化に関係する

　ドーパミン神経は運動調節に関係していて、黒質や線条体のドーパミン含有量の低下がパーキンソン病の病態に深く関わっている。これに加えて、脳にはもう一ヶ所、黒質のすぐ近くの腹側被蓋野という場所にドーパミン神経の集団が存在する（図12-1）。この神経集団は、もう一つのドーパミン神経経路、中脳皮質辺縁ドーパミン系を構成している。この経路は前頭葉皮質と辺縁系の構造に線維を送る。辺縁系とは本能、感情、記憶などに重要な役割を果たす領域で、下等な動物にも存在する系統発生学的に古い領域だ。海馬や扁桃体などが辺縁系に含まれる。辺縁系の中でも、線条体のすぐ隣にある側坐核への線維連絡が重要である。では、この中脳皮質辺縁ドーパミン系はどのような機能を担っているのだろうか。

　結論からいうと、この経路は「強化」のしくみに関わっている。「強化」とは、「良いことが起こったときにシナプスに変化が起こって学習機能が高まる現象」である。刺激となる「良いこと」を強化刺激という。この現象は、行動をすればご褒美をもらえる機能ということもできるので、「報酬系」ともよばれている。この現象を発見したのは、カナダのマッギル大学で若手の助手だったオールズと大学院生だったミルナーだ。二人はラットを用いて、電気刺激を与えたときに学習効果があがるような脳部位を探していた。この目的のために、広い箱の中でラットを飼育し、電気刺激によって誘発されるラットの行動を観察していた。ある日、二人がある脳の領域を刺激していたとき、ラットがその電気刺激を受けたいために行動するような素振りを見せた。これが強化現象の発見の瞬間である。青カビからペニシリンを発見したフレミングの例と同じく、これも「セレンディピティ」の例といっていいだろう。強化にはとくに側坐核が重要な働きをする。運動に関係するドーパミン系は黒質から線条体に線維を送っている。これに対して、強化に関係するドーパミン系は腹側被蓋野から側坐核へ線維を送っている（図12-1）。

　ラットがレバーを押すと腹側被蓋野に電気刺激が起こるようにセットする。ラットはこの刺激が欲しいので、自分からレバーを押すようになる。このとき、側坐核でドーパミンの放出量をマイクロダイアリシス法で測定すると、放出量が著明に増加することがわかる。要するに腹側被蓋野の電気刺激は、強化刺激となって側坐核からのドーパミン放出を促すのだ。さらにその後、水、食べ物、交尾相手も側坐核からのドーパミン放出を促すことが確かめられ、強化刺激となることがわかった。

　こんな実験もある。被験者に次々と人の顔の写真を見せる。レバーを押せばもう一度見たい人の写真を見ることができるようにセットして、このときの脳の活動を機能的 MRI で撮影する。異性愛者の男性は美しい女性の写真が提示されるレバーを押し、その写真を見たとき、側坐核の活動が亢進した。

　側坐核は良いことだけに反応するわけではないようだ。フルーツジュースを予告せずに与える場合と予告してから与える場合の側坐核の活動を比較した実験がある。側坐核は予期しない報酬のときだけ活動が亢進した。側坐核は「新しい出来事」が起こると活性化されるようだ。その後、恐怖体験でも側坐核の活動が亢進することがわかった。

　ここで、冒頭にあげた「吊り橋理論」を検証してみよう。「吊り橋理論」とは「吊り橋の上で愛を告白すれば成功する確率が高い」という心理学の理論である。もう少し詳しくいうと、1）愛する人の前では心がときめく、2）吊り橋のような怖い場所に行くとドキドキする、3）怖い場所で告白されると胸のドキドキを愛と勘違いする、したがって、告白は成功する、というわけだ。これをドーパミンの作用で説明すると、1）恋をすると脳のドーパミンが増える、2）普段体験できないようなことに遭遇しても脳内のドーパミンは増える、3）脳のドーパミンが増えた状態を脳が錯覚する、ということになる。話としては面白いが、科学的根拠はあるのだろうか。もともとは研究者が一般にわかりやすく説明するために考えだした話だ。この話が独り歩きして、マスコミで面白おかしく取り上げられるようになった。この話の真偽は別として、神経伝達物質はヒトの行動を説明するのに都合良く利用されていることが多い。

　脳科学ブームに乗って、根拠の乏しい神経神話が広く流布している。例えば、脳に重要なすべては3歳までに決まる、学習には最適な時期がある、私たちは脳の10％しか活用していない、右脳型の人と左脳型の人がいる、眠りながら学

習できる、これらはすべて神経神話の類いだ。幼児教育や睡眠学習などはあまり信用しない方が良さそうだ。このような神経神話を撲滅しようという運動も活発になってきた。日本神経学会も神経神話を信じないように警告を出している。

　話を戻そう。はっきりとわかっていることは「ドーパミン作動性ニューロンは強化機構に関係する」ということだ。このシステムは強化刺激を検出して、報酬行動に関係するニューロンを活性化する。

ドーパミンと薬物中毒

　ドーパミンニューロンによる強化機構は病気にも関わっている。確定的なのは薬物中毒との関係だ。コカイン、アンフェタミンのような麻薬、タバコのニコチンなどは中毒を起こす薬物である。例えば、レバーを押すとコカインやアンフェタミンがもらえるような仕掛けを作るとしよう。ラットはこれらの薬物を得るために自分でレバーを押すようになる。ラットがレバーを押すと側坐核のドーパミン放出量が増加する。別の実験で、動物の側坐核にニコチンを注入したところドーパミンの放出量が増加した。このように中毒を起こすすべての薬物は強化因子で、最終的に側坐核からのドーパミンの放出を増加させる。

　このように、薬物中毒を起こす薬は報酬系のニューロンを活性化して、快感を生じさせる。快感を得るために慢性的に薬物を使用すると、徐々に快感が得られにくくなるので、服用量が増大するとともに渇望感が強くなっていく。同じ量を服用しても快感が得られなくなる現象を「耐性」といい、渇望感が強くなってやめられなくなる状態を「依存」という。常習性のある薬物を摂取すると、側坐核からドーパミンが放出され、ドーパミンを受け取るニューロンで転写因子 CREB が活性化される。CREB によって合成されるタンパク質は報酬系の働きを抑制する。これが、「耐性」のメカニズムだ。一方、薬物の乱用は、側坐核で別の転写因子 Δ FosB も活性化する。Δ FosB は長期間にわたって報酬系の感受性を増加させる。この Δ FosB の働きが「依存」の仕組みに関係していると考えられている。

ドーパミンと統合失調症

　中脳皮質辺縁ドーパミン系は統合失調症にも関わっている可能性がある。こ

れまでにも、間接的な証拠はあった。1）幻覚や妄想を抑える精神病の薬の多くはドーパミン系を抑制する、2）覚醒剤はドーパミン系を活性化して精神症状を起こす、3）統合失調症ではドーパミンの働きが高くなっている。ここで、統合失調症とはどんな病気かみておこう。

　統合失調症とは「心の機能が崩壊することによって現実との間に溝ができ、思考や感情が調和して働かない状態」だ。以前は精神分裂病とよばれていた。10歳台後半から20歳台前半の男性に多く、罹患率は人口の１％である。症状は、陽性症状、陰性症状、認知症状の三つに分かれる。まず、感情の平板化や自発性低下などの陰性症状から始まり、注意集中の困難、学習記憶障害、思考力低下などの認知症状が明らかとなる。次いで、幻覚・妄想などの陽性症状が出現する。数学者でノーベル経済学賞を受賞したナッシュ博士は若い頃、統合失調症を患った。彼の闘病の様子は『ビューティフル・マインド』に描かれている。

　統合失調症にドーパミン系の異常が関係することを示す多くの証拠がある。統合失調症の陽性症状にはドーパミンの過剰放出が関係しているようだ。アンフェタミンに反応してドーパミンの放出量は増加するが、その増加の割合は統合失調症患者で大きくなる。また、幻覚や妄想などの陽性症状が重くなればなるほど、ドーパミンの放出量は増加する。

　一方、陰性症状にもドーパミン系が関係している可能性がある。前頭前皮質は思考、集中力、人格、道徳判断に関係するが（第10章）、その活動は中脳皮質辺縁ドーパミン系の作用によって活性化される。正常の人に注意を集中する課題をしてもらうと前頭前皮質の活動が高まるが、統合失調症の人では活動の増加がみられない。統合失調症では、ドーパミン放出が減って前頭前皮質の活動が低下していることが明らかになっている。

　以上から、陽性症状には側坐核でのドーパミン放出増加、陰性症状には前頭前皮質でのドーパミン放出の減少が関係しているようだ。ドーパミンが増える部位と、減る部位が共存することになる。しかし、この二つの現象は連動しているようなのだ。実験的に前頭前皮質を刺激して活性化すると、側坐核のドーパミン放出量が減少する。この結果は、前頭前皮質が側坐核のドーパミン放出を抑制していることを示している。逆に、前頭前皮質の活動が低下すると、側坐核のドーパミン放出量が増えることになる。

　現在、統合失調症のメカニズムは次のように考えられている。まず、何らか

の機序でドーパミンの放出量が減少して前頭前皮質の機能が低下する。前頭前皮質の機能低下は陰性症状や認知症状をもたらす。さらに、前頭前皮質は腹側被蓋のドーパミンニューロンの活動を抑制しているので、前頭前皮質の機能低下によって、腹側被蓋ドーパミンニューロンの活動が高まる。こうして、側坐核からのドーパミンの放出が増え、幻覚や妄想などの陽性症状が出現する。幻覚や妄想を抑えるために使われてきた従来の抗ドーパミン薬は、陽性症状を効果的に抑えるが、前頭前皮質のドーパミン放出も抑えるので、陰性症状がさらに悪化することになる。近年、陽性症状を抑えて、陰性症状を改善する薬が登場してきたので、統合失調症の治療が大きく進展している。

　このように、統合失調症で症状が起こるメカニズムについては多くのことがわかってきた。しかし、統合失調症そのもののその原因についてはまだまだ多くの謎がある。ALSやパーキンソン病やアルツハイマー病で成功した遺伝子研究をもってしても、統合失調症の原因解明には至っていない。統合失調症とは単遺伝子病ではなく、多くのリスク遺伝子が関係する多遺伝子病であると認識されるようになっている。こうした中で、現在注目されているのは環境要因だ。アメリカのデータでは、1）幼少時の脳損傷、2）幼少時のトラウマ体験、3）都市環境、4）移民、などがリスク要因として報告されている。

セロトニンの機能と病気

　次に、うつ病や不安に関係するセロトニンを取り上げる。セロトニンはトリプトファンというアミノ酸からできるアミン性の神経伝達物質だ。セロトニンは放出されて使われたあと、セロトニントランスポーターによって元の神経終末に回収される。また、一部は分解されて5インドリール酢酸（5HIAA）になる（図14-2）。脳脊髄液中の5HIAA濃度を測定すると、セロトニン神経の活動の程度が判定できる。

　脳のセロトニン細胞は脳幹の縫線核という神経核にある。この核から大脳皮質の広い領域に神経線維が送られている。セロトニンは、1）睡眠覚醒の調節、2）攻撃性の調節、3）気分の調節、4）痛みの調節、5）夢の調節など、多くの脳機能に関わっている。オスザルの脳脊髄液中の5HIAA濃度を測定し、その後の4年間の生存率を追跡した研究がある。この研究では高濃度のグループの生存率が圧倒的に高かった。セロトニン神経の活動は攻撃性を抑制し辛抱強

さを選択するので、これが高生存率につながるようだ。

セロトニンとうつ病の関連を示唆するいろいろな証拠がある。セロトニンの濃度を上げる薬は抗うつ薬として効果がある。セロトニンが放出されなくなるとうつ病の症状が出現す

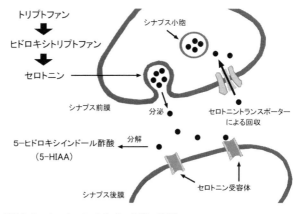

トリプトファン

ヒドロキシトリプトファン

セロトニン

シナプス前膜　　分泌

シナプス小胞

セロトニントランスポーター
による回収

5-ヒドロキシインドール酢酸　分解
（5-HIAA）

シナプス後膜

セロトニン受容体

図14-2　セロトニンの合成・分泌・代謝

る。前駆体アミノ酸のトリプトファンが不足すると、うつ病の症状が悪化する。

うつ病の発症には遺伝的な要因と環境要因が関係するといわれてきた。環境要因として重要なのはストレスである。ストレスが多いほどうつになりやすい。一方、遺伝的要因ではセロトニントランスポーターの型が重要である。セロトニントランスポーターには短鎖型（S型）と長鎖型（L型）という二つの型がある。遺伝子は父親由来のものと母親由来のものが対で存在するので、遺伝子型としては S/S. S/L, L/L の３種類になる。遺伝的要因と環境要因の関連を調べる目的で、ストレスとなる出来事の数とうつ病発症の関係を三つの遺伝子型のグループで比較した実験がある。ストレスの回数が増えるとうつ病発症や自殺念慮の数が増えたが、S/S 型の人で増加の割合が有意に高かった。

また、不安障害や強迫障害にもセロトニンが関係している。S型のトランスポーター遺伝子を持つ人は、聴衆の前で待っている間に不安レベルが上昇しやすく、赤面しやすいことがわかっている。またセロトニンの濃度を高める薬は強迫性障害の治療薬としても効果がある。このように、セロトニンの機能低下は、うつ病や不安障害、強迫障害の発症機序に深く関わっている。

セロトニンは「幸せホルモン」とも呼ばれている。気分が晴れやかで、表情が明るくて、ストレスが少ない状態では脳内のセロトニン神経が活性化されている。逆にセロトニン欠乏ではうつや不安の傾向が生じる。セロトニンの前駆体であるトリプトファンは必須アミノ酸なので食事から補給しなければならな

い。セロトニンを作る材料が足りないと脳はセロトニン不足になるので、とく
に食事に気をつける必要がある。ちなみにトリプトファンを多く含む食材は牛
乳、卵、バナナ、ごま、大豆などである。

第14章のまとめ

1）1920年代に最初の神経伝達物質、アセチルコリンが発見された。アルツ
ハイマー病とアセチルコリン異常（第13章）、パーキンソン病とドーパミ
ン異常（第12章）については既に説明した。
2）統合失調症でドーパミン系の異常が示唆されている。
3）うつ病や不安障害でセロトニン系の異常が示唆されている。
4）神経伝達物質の研究は神経疾患から精神疾患へと移っている。
5）近年の脳科学ブームで神経伝達物質が頻繁にマスメディアに取り上げられ
るようになった。神経神話に惑わされない目をもつことが現代人に求めら
れている。

［注］
高校や大学の生物学・医学の教科書では、末梢神経は体性神経系と自律神経系
に大別されることが多い。しかし、自律神経とは厳密には「内臓運動神経」で
ある。正確には、体性神経系運動線維（体性運動神経）と感覚線維（体性感覚神
経）、内臓神経系運動線維（内臓運動神経＝自律神経）と感覚線維（内臓感覚神
経）の四つに分類すべきであろう。

参考文献
中井久夫『最終講義　分裂病私見』みすず書房　1998
ニール・R・カールソン（泰羅雅登、中村克樹監訳）『カールソン神経科学テキスト　脳と行
　　動（第4版）』丸善　2013
シルヴィア・ナサー（塩川優訳）『ビューティフル・マインド』新潮社　2002
Glickstein, M., Neuroscience: Historical Introduction. The MIT Press, 2014.
エリック・J・ネスラー、ロバート・C・マレンカ「ドラッグに翻弄される脳」『別冊日経サ
　　イエンス224　最新科学が解き明かす脳と心』pp. 72-80, 2015
ミカエル・バルター「統合失調症に挑む　ゲノム解析でわかった複雑さ」『日経サイエンス』
　　48（1）, 46-53, 2018
坂井克之『脳科学の真実』河出書房新社　2009

Aharon, I., Etcoff, N., Ariely, D., et al., Beautiful faces have variable reward value: fMRI and behavioral evidence. Neuron 32, 537-551, 2001

第15章　未来へ向かう医学

そして火の鳥は
ある時期がくると　われとわが身を火の壺の中へ飛びこんで焼き
その中から新しい体が生まれ変わるという…

手塚治虫『火の鳥』より

　不死は古くからの人間の究極の夢だった。永遠の命をもつ不死鳥の伝承が世界各地にある。所を変えて、不死鳥、フェニックス、火の鳥、鳳凰などいろいろな名前でよばれている。この不死鳥の生き血を飲めば永遠の命を授かるというのだ。1900年以降、寿命は着実に延びている。2017年の日本人の平均寿命は男性81歳、女性87歳で過去最高を記録している。女性は香港に次いで第２位、男性は香港、スイスに次いで第３位だ。2050年には世界の寿命が80歳を超えると予想されている。

　では、寿命はどの程度まで延ばせるのだろうか。現在知られている人間の最長寿命は122歳だ。2016年に発表された論文によると、人間の寿命の限界は115歳と報告されているが、これには異論もある。いずれにしても寿命が延びると食料難など多くの問題が起こってくることが予想される。しかし、それにもかかわらず、医学の進歩は止められないだろう。医学研究の発展によって、老化のスピードは遅くなり、結果的に寿命は少しずつ延びて限界まで近づくことだろう。

　これからの医学を概観するにあたって、車の場合を考えてみよう。劣化を起こしやすい部品を調べて劣化を防ぐ乗り方をする、これが老化研究だ。故障したら、新しい部品にとりかえる、これが移植医療だ。一方、故障部位を自動的に探し出し、勝手に修復してくれるシステム、これが遺伝子編集といえるだろう。まずは、老化のしくみがどこまで明らかになっているのかみていくことにしよう。

老化の学説

　フレンチパラドックスという言葉をご存知だろうか。乳脂肪摂取率と虚血性心疾患による死亡者数の関係を国ごとに調べてみると、乳脂肪摂取率の高い国ほど虚血性心疾患による死亡者数が多い傾向にある。ところがフランス人は例外で、乳脂肪摂取率が高い割に虚血性心疾患死亡者数の数が比較的少なく、謎とされてきた。最近になって、その理由がフランス製の赤ワインにあることがわかってきた。赤ワインはどのようにして老化を抑えるのだろうか。

　人はどうして老化するのか。手がかりが少ない中で三つの有力な学説があった。一つめはプログラム説だ。老化は遺伝子の中にプログラムされているという説だ。二つめはエラー説だ。タンパク質合成のたびにエラーが蓄積されて老化していくとする説だ。三つめはフリーラジカル説である。活性酸素やフリーラジカルについては第12章で簡単に触れた。

　まず、「プログラム説」からみていこう。染色体の末端にはテロメアDNAという配列がある。とくにテロメアの末端の部分はGテールといい、染色体の安定性に関係している。テロメアDNAの長さは加齢とともに短縮する。「老化はテロメアの長さによって規定されている」というのがプログラム説である。テロメアの長さはテロメラーゼという酵素によって維持されているので「テロメラーゼ説」ともいう。長いテロメアをもつ人と短いテロメアを持つ人の間で寿命を比較すると、加齢とともに短いテロメアの人の生存率が低くなる。生殖細胞や幹細胞はテロメラーゼ活性が高く、分裂を繰り返してもテロメアの長さは変わりない。これに対して通常の体細胞ではテロメラーゼ活性が低く、分裂を繰り返すにつれてテロメアの長さは短くなる。テロメアの平均の長さが5000塩基対より短くなると老化のプログラムが始動すると考えられている。

　第二の「エラー説」は、遺伝情報の伝達過程、とくにタンパク質合成過程でのエラーが蓄積して増幅されることによって老化のスイッチが入るとする説である。第三の「フリーラジカル説」では、代謝や呼吸に伴って発生するフリーラジカルによって体がダメージを受け老化が始まる、と考える。フリーラジカルとは非常に不安定で、他の分子と反応しやすく破壊的な作用をもたらす分子である。1956年、ハーマンは「フリーラジカル老化説」を提唱した。

　細胞の呼吸によってフリーラジカルができる。スーパーオキシドラジカルやヒドロキシラジカルだ。途中でできる過酸化水素もふくめて活性酸素というが、

これらの分子は反応
性が強く、他の分子
と反応して細胞を傷
害する。活性酸素に
よる細胞傷害は「酸
化ストレス」ともよ
ばれる。生活習慣、
ストレス、紫外線、
病原菌、外傷などの
蓄積によって、ミト
コンドリアが老化す
ると、体内に取り入
れた酸素の処理が十

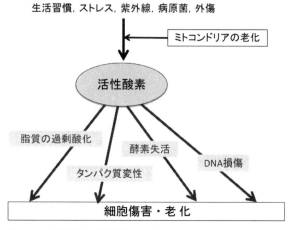

図15-1　活性酸素と細胞傷害・老化

分にできなくなって、活性酸素が生成する。活性酸素は脂質を過剰に酸化し、タンパク質を変性させ、酵素を失活させ、DNA を損傷する。こうして老化が進むと考えられている（図15-1）。

　以上の三つの学説は、いずれも老化の一面を説明するものとして受け入れられてきた。それぞれが重なり合って老化を進めると考えられてきたのだ。しかし、近年、その根拠が揺らいでいる。エラー説については、加齢でエラーが蓄積する証拠は得られていない。また、近年、フリーラジカル説の根拠が揺らいできている。

フリーラジカルは悪玉か

　1990年代にフリーラジカルの量と老化の間に関係はないとする報告が相次いだ。2010年、ヘキミはフリーラジカルを多量に産生するように遺伝子改変された線虫の寿命が30％延びることを報告した。このような線虫に、フリーラジカルの作用を抑える抗酸化物質を与えると寿命の延長は認められなくなった。2012年には、SOD 遺伝子をノックアウトした線虫が作られた。SOD は活性酸素を減らす方向に働く酵素である（第11章）。SOD 遺伝子をノックアウトすると活性酸素やフリーラジカルが増えることが予想されたが、この線虫でも寿命の短縮はみられなかった。どうも、フリーラジカルは悪玉とは言いきれないよ

うだ。

　最近の実験では、マウスと線虫で特定のフリーラジカルの増加と長寿の間に
相関があることが示されている。実際、状況によっては、フリーラジカルが細
胞修復のしくみを働かせるように信号を出すようなのだ。もしこの結果が正し
ければ、ビタミンＥなどの抗酸化物質をサプリメントとして摂取することは、
健康な人にとってはむしろ害になるかもしれない。アスベストは胸膜中皮腫や
肺がんを起こす発がん物質として話題になっている。アスベストを扱ったこと
がある喫煙者では、抗酸化物質を飲んでいる人のほうが飲まない人よりも肺が
んの発生率が高くなる。また、抗酸化物質のサプリメントを飲んでいるグルー
プのほうが飲まないグループよりも、早期死亡のリスクが高くなるというデー
タもある。このように、ある種のビタミン剤は寿命を縮める可能性があるので
注意が必要だ。

カロリー制限と老化

　現在のところ、哺乳類の寿命を延長させることが判明している数少ない方法
の一つがカロリー制限である。1935年、若いラットを飢餓状態にすると、成長
が止まって長寿になることが報告された。その後、カロリー制限の効果は酵母、
ショウジョウバエ、線虫、魚類、クモ、マウス、ハムスターなどで確認されて
いる。マウスでは30-50％の食事制限で寿命が延びる。ただし、極端な栄養不
足は逆に劇的な寿命の短縮をもたらす。

　カロリー制限はヒトにも有効なのだろうか。ヒトで実験するわけにはいかな
いので、研究者の関心はマウスからサルへ向かった。1987年頃から、アメリカ
の二つの研究施設でサルを使った大規模な実験が開始された。国立老化研究所
NIA とウィスコンシン国立霊長類研究所 WNPRC である。2009年、WNPRC
は「アカゲザルでカロリー制限すると寿命が延びる」と発表した。彼らの報告
によると、カロリー制限によってがん、糖尿病、心臓病の発症も減少した。こ
れに対して、2012年 NIA は「カロリー制限の効果はサルには認められない」
と真っ向から対立する結果を報告した。さらに2014年、今度は WNPRC が「カ
ロリー制限しなかったサルは30％制限したサルに比べて、病気・死亡のリスク
が３倍になる」と再反論した。両者の違いはどこにあったのだろう。よく調べ
てみると対照のとりかたが全く異なっていた。WNPRC の対照群のサルのエサ

には規制がなく、不健康ともいえるエサを使用していた。一方、NIA の対照群のエサは、比較のためにカロリー量以外は実験群と同じにしていた。ある意味、対照群も栄養管理されていたということになる。対照のとりかたひとつで正反対の結論が得られることがあることを示す例だ。2017年、両者の論争に幕が下りた。WNPRC と NIA は共同で「カロリー制限はサルでも一定の効果がある」と発表した。人間の場合でも、きちんとした健康的な食事をしていればよいということになりそうだ。過度のダイエットには寿命を延ばす効果はないとされている。

老化に関わる経路

　カロリー制限による寿命延長効果はヒトではまだ確立していないが、カロリー制限の長寿効果のメカニズムを研究することで、老化の生物学的メカニズムが少しずつわかってきた。現在、寿命を調節する経路として三つの生物学的経路が明らかになっている。一つめはインスリン・インスリン様増殖因子（IGF）経路、二つめはサーチュイン経路、三つめは mTOR 経路である。

　インスリン様増殖因子 IGF とはアミノ酸配列がインスリンによく似た増殖因子である。IGF の受容体である IRS2遺伝子や IGF 遺伝子そのものをノックアウトしたマウスは寿命が延びることが報告されている。IGF の経路が最終的に寿命を短くすると考えられている。

　二つめの経路はサーチュイン経路だ。サーチュインとはサイレント・インフォメーション・レギュレーターを省略した名称である。このタンパク質は1997年に酵母から発見された。1999年に酵母で寿命を延ばすこと、遺伝子を変異させると寿命が短くなることが示された。この効果は線虫やショウジョウバエでも確認され、サーチュイン遺伝子は「長寿遺伝子」とよばれるようになった。サーチュイン遺伝子を実験的にノックアウトして消失させると、カロリー制限の寿命延長効果が消失する。したがって、カロリー制限の寿命延長効果は、主にサーチュインの働きによると考えられている。サーチュインの本態は NAD 依存性脱アセチル化酵素という酵素である。

　哺乳類のサーチュインには 1 型から 7 型まで 7 種類のタイプがある。アルツハイマー病やパーキンソン病には 1 型と 2 型、心不全には 1 型、 3 型、 6 型、骨そしょう症には 1 型と 6 型、がんには 1 型、 2 型、 3 型、 6 型、 7 型、糖尿

病には１型、３型、４型という具合に、それぞれのサーチュインが老化関連疾患に関係している。

　三つめの経路はエムトア（mTOR）経路である。トア（TOR）とはターゲット・オブ・ラパマイシン Target of Rapamycin の頭文字をとった名称である。日本語に訳すと「ラパマイシン標的タンパク質」になる。mTOR とは哺乳類のTOR という意味だ。1964年に、イースター島の土の中から、真菌を殺す薬としてラパマイシンが発見された。その後、免疫抑制作用や抗腫瘍作用が見つかり、免疫抑制剤や抗がん剤として認可された。1990年代に入ると、ラパマイシンの抗老化作用に関する証拠が集まってきた。2009年には、ラパマイシンがマウスの寿命をかなり延長することがわかった。ラパマイシンを投与されたマウスはメスで平均14%、オスで平均９%、寿命が延びた。

　1991年、ラパマイシンによって作用が抑えられるタンパク質の遺伝子が同定され、ラパマイシン標的タンパク質遺伝子、すなわち「TOR 遺伝子」と名づけられた。1994年には哺乳類 TOR、すなわち mTOR 遺伝子の塩基配列が決定された。ラパマシンは mTOR の活性を抑えることで寿命を延長させる。したがって、TOR 遺伝子は「老化遺伝子」ともよばれている。

　では、mTOR はどのように老化に関わっているのだろうか。mTOR を阻害すると細胞の成長や増殖が抑制されるが、それがなぜ長寿に結びつくのだろう。現在、TOR は栄養センサーとして働くことが明らかとなっている（図15-2）。栄養が豊富な環境では、mTOR の量が増えて、細胞は成長し増殖も活発になるとともに、修理システムが停止する。異常なタンパク質ができて蓄積していくことになり、老化が進む。一方、栄養が不足する環境では、mTOR の量が減って、細胞の成長や増殖は止まり、修理システムが始動する。

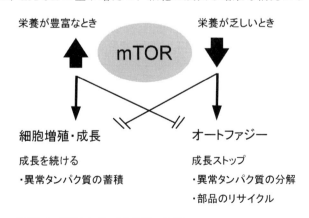

図15-2　栄養センサーとしての mTOR

壊れた細胞はオートファジー（注1）によって取り除かれ、材料が再回収されることによって回復への道を進む。必要なエネルギー源が確保されるとともに異常なタンパク質が取り除かれる。こうして、細胞はメンテナンスされ、老化が抑えられる。要はエネルギーを何に使うかの問題だ。栄養があるときには、成長と生殖にエネルギーが使われる。一方、栄養がないときには、体の成分を分解してエネルギー源を充足し、そのときに修復を行っている。

　以上の三つの経路は別々に働いているわけではない。細胞の修理システムを担うオートファジー（自食作用）への作用をみると、インスリンやIGFはTORの量を増やしてオートファジーを抑制する。一方、サーチュインはオートファジーを活発にする。オートファジーによって、細胞をつくる材料が提供され、細胞内の品質管理が進むので、細胞の寿命が延びることになる。

抗老化薬の開発

　カロリー制限食によって寿命が延び、加齢に伴う病気の発症が抑えられることがわかり、またその生物学的な経路が明らかになってきたことから、老化を抑える薬の開発が現実的なものとなってきた。こうしてカロリー制限と同じ効果を持つ薬、カロリー制限模倣薬の開発が進められている。初期にはグルコースに似た構造を持つ2-デオキシグルコースに期待が集まったが、この薬には毒性があることがわかった。

　その他、ラパマイシン、レスベラトール、メトホルミンなどが候補にあがっている。ラパマイシンは副作用が強く実用には適さない。レスベラトールは赤ワインに含まれるポリフェノールの主成分だ（老化研究の成果をうけて、赤ワインが健康にいいといわれるようになった）。レスベラトールはマウスでカロリー制限と同じ効果がある。サーチュインの量を高めることによって働く。ただし、レスベラトールは高脂肪食のマウスには有効だが、普通食のマウスには効果は認められていない。メトホルミンは糖尿病治療薬だが、TOR経路を阻害するので、寿命を延ばす効果が期待されている。

臓器移植

　臓器移植が必要となる疾患には、慢性腎不全、肝硬変、心筋症などがある。人工透析を必要とする患者は26万人、肝硬変は9万人、心筋症は4万人の患者

がいる。心臓移植については既に第2章で触れた。日本では1997年に「臓器移植法」が施行され、臓器移植が実施されるようになった。

　しかし、臓器移植には倫理的な問題や、臓器の供給不足、拒絶反応など、依然として多くの課題がある。この問題点を解決する方法が、自己の幹細胞や万能細胞から必要な分化細胞をつくる技術だ。

再生医学

　元来、生物の細胞や組織には再生する能力が備わっている。この再生能力を利用して、傷害を受けた組織や臓器を正常な状態に回復させることを目的とする医学を「再生医学」という。1）多能性幹細胞を利用して臓器をつくる、2）自己の体内にある幹細胞を刺激して自己の組織を誘導する、3）クローン動物をつくる、などが再生医学に含まれる。

　多能性幹細胞には、胚細胞の内部細胞塊からつくられる胚性幹細胞（ES細胞）や、体細胞の再プログラム化によってつくられる万能細胞のiPS細胞がある。これらの万能細胞を分化させて自己の体に移植する方法がさかんに研究されている。また、自己の体内に存在する、完全には分化していない組織幹細胞を増やして、身体自身の再生能力に任せる方法も開発されつつある。再生医学は従来、治らなかった病気に治療革命をもたらそうとしている。今後、分化再生のメカニズムがさらに解明されていくことによって、その成果が再生医療に反映され、再生医療の応用範囲が広がっていくものと期待されている。

　現在、再生医療の分野でとくに四つの試みが注目されている。一つは、心筋シートなど心臓のリニューアルだ。第二に、従来再生できないと思われていた骨や腱が、結合組織の足場を利用することで再生できる可能性が浮上してきた。第三に、臓器を3D印刷して人工的につくろうというプロジェクトがある。血管再生の方法が鍵を握っているといわれている。第四に、神経変性疾患における細胞の移植だ。パーキンソン病への応用が注目されている。

遺伝子編集（ゲノム編集）

　遺伝子の誤りを自由に書き換える、そのような夢のような技術が現実に応用可能となりつつある。これまでの遺伝子操作は間違いに対して訂正文を出す、または文書を一から書き直すという手順を必要とした。これに対して遺伝子編

集は、パソコンで誤りを一括変換するような技術だ。

　医学の歴史が始まって以来、微生物は医学の発展に貢献してきた。ウイルスは細菌に感染し、細菌は真菌類に感染する。昆虫に寄生する真菌類もある。したがって、ウイルスには細菌を攻撃するしくみがあり、細菌はウイルスから身を守るとともに真菌を攻撃するしくみをもっている。このような微生物間の相互作用が医学的に利用され、医学が発展してきたのだ。抗生物質の発見（第7章）、スタチンの発見（第4章）、免疫抑制薬シクロスポリンの発見（第4章）、ラパマイシンの発見（本章）、制限酵素の発見、ウイルスベクターの活用などがその例だ。そして、ウイルスに対する細菌の免疫機構から、現在クリスパーとよばれている遺伝子編集技術が開発されたのだ。

　初期の遺伝子治療では、ウイルスの殻からなるウイルスベクターを遺伝子の運び屋として用いる方法が利用されてきた。この方法では正しい遺伝子を補充することはできるが、誤った遺伝子を修正することはできない。

　さて、一部の細菌学者たちは細菌の遺伝子に不思議な塩基配列があることに気づいていた。前から読んでも後ろから読んでも同じになる回文配列が反復して存在し、その間にウイルスの配列が挿入されているのだ。この構造は、この構造を説明する英文の頭文字をとって、クリスパーCRSPRとよばれた（図15-3）。

　このクリスパーこそ、ウイルスに対する細菌の免疫機構だったのだ。クリスパーは細菌の「予防接種手帳」である。細菌に入り込んだウイルスの配列を取り込んで、次回の攻撃に備える。同じウイルスが再び侵入すると、予防接種手帳からクリスパーRNA（crRNA）が転写されてウイルスのDNAを見つけ、Casタンパク質がそのウイルスDNAを破壊する。とくにCas 9はcrRNAともう1種類のRNAを使ってウイルスの

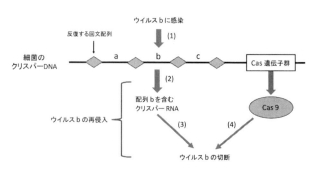

図15-3　細菌のクリスパー（CRSPR）DNAの構造と機能
　　（1）取り組み、（2）転写、（3）結合、（4）切断

DNA を切断する。このシステムを発見したカリフォルニア大学バークレー校のダウドナたちは、このシステムを使えばヒトや動物で遺伝子編集ができることに気づいた。修正したい塩基配列に相補的な配列を crRNA に導入して人工 RNA をつくる。この人工 RNA を標的細胞に注入すると、細胞の中で修正したい DNA 配列を探しだす。ついで Cas 9 がその配列を切断する。切断した DNA 配列を正しい塩基に置き換える方法については、現在検討が重ねられている（ダウドナと共同研究者のシャルパンティエは、2020年度ノーベル化学賞を受賞した）。

　クリスパーは多くの分野で利用が計画されている。第一の分野は家畜や作物の品種改良で、すでにその一部は実用化されている。第二の分野は研究への応用だ。この方法を用いれば、1）遺伝子改変動物の作製、2）遺伝子ドライブ（注2）、3）移植臓器の作製、4）絶滅動物の再生、などが容易になることは間違いない。第三の分野は遺伝子治療だ。対象となるのは、遺伝性疾患、がん、感染症などである。

　この急激な遺伝子編集技術の発展と普及は、新しい倫理的な問題を引き起こしつつある。以下にクリスパーによって可能となるかもしれない項目を挙げる。どこまで許容できるだろうか。1）血友病の変異遺伝子をクリスパーで修正する、2）家族性アルツハイマー病の変異遺伝子を修正する、3）がん遺伝子の変異を修正する、4）低身長の両親がクリスパーで子供の身長を高くする、5）免疫力をクリスパーで増強する、6）クリスパーで頭をよくする（脳エンハンスメント！）（第10章）、7）アスリートがクリスパーで運動能力を増強する。

　2018年11月、中国の科学者が、人間で初めて遺伝子編集に成功したと大々的に発表した。エイズウイルスの入り口タンパク質 CCR5 を編集してエイズにかかりにくくした女の子を誕生させたという（第7章）。法的な倫理基盤も整備されていない中で行われたこの研究は、世界中から非難された。しかし、遺伝子編集が人間に応用される日がすぐ近くに来ていることを実感させるニュースだった。

［注1］オートファジー
細胞が自己の一部を分解する自食作用。異常なタンパク質の蓄積を防いだり、タンパク質をリサイクルすることによって飢餓状態を乗り越えたりするために

重要なしくみである。この現象のしくみを解明した大隅良典博士は2016年に
ノーベル生理学医学賞を受賞した。

［注2］遺伝子ドライブ

特定の遺伝子を人為的に組み込み、子孫に優性遺伝させることによって、個体
群や生物種全体を改変する技術。マラリアやデング熱などを媒介する蚊を絶滅
させるプロジェクトが始まっている。

第15章のまとめ

1）カロリー制限は老化を抑え、寿命を延ばすと考えられている。

2）老化研究によって、インスリン、サーチュイン、エムトア（mTOR）など、
老化に関わる経路がわかってきた。

3）この老化の経路をとめる薬が開発できれば、人類はさらに長い寿命を手に
入れることができるかも知れない。

4）一方、胚性幹細胞やiPS細胞など、再生医学の進歩は臓器再生の夢をかなえ、
病気の治療を一変させるかも知れない。

5）さらに、近年急速に発展してきた遺伝子編集技術は医療の世界に革命をも
たらすとともに、新たな倫理的課題を人類につきつけている。

参考文献

手塚治虫『火の鳥1　黎明編』角川文庫　1992

マーク・A・レーン、ドナルド・K・イングラム、ジョージ・S・ロス「見えてきた老化防止
薬　カロリー制限模倣薬の可能性」『別冊日経サイエンス147　エイジング研究の最前
線』pp. 34-39, 2004

デイヴィッド・スティップ「驚異の長寿因子ラパマイシン」『別冊日経サイエンス204　先端
医療の挑戦』pp. 122-131, 2015

メリンダ・ウェンナー＝モイヤー「覆る活性酸素悪玉説」『別冊日経サイエンス204　先端医
療の挑戦』pp. 146-151, 2015

ビル・ギフォード「120歳時代　健康寿命を延ばす道」『別冊日経サイエンス225　人体の不
思議』pp. 32-39, 2018

トマス・カークウッド「なぜ永遠に生きられないのか」『別冊日経サイエンス225　人体の不
思議』pp. 118-126 2018

今井眞一郎、Guarente LP（企画）『実験医学28　代謝と老化・寿命を結ぶサーチュイン研究
の最前線』羊土社、2010.

今井眞一郎、吉野純編『実験医学31　老化・寿命のサイエンス』羊土社、2013

ジェニファー・ダウドナ（櫻井祐子訳）『クリスパー　究極の遺伝子編集技術の発見』文藝春秋　2017

後藤佐多良「老化学説・アンチエイジング　オーバービュー」『日本老年医学会雑誌』46, 218-221, 2009

おわりに

　本書は、滋賀県立大学の全学共通科目「人間学」（一般教養科目に相当する）の一つ、「人間と病気」の講義内容（全15回）を書き下ろしたものである。本講義は学年、学部（文系・理系・医療系）を問わず受講を希望する大学生と社会人科目履修生に公開されている。

　前任の山田明名誉教授（専門は微生物学）の後を引き継いで本講義を担当することになった時、その数年前に行った高大連携授業の体験が頭にあった。その授業では、生命科学に興味がある高校生を対象にして、脳科学とアルツハイマー病について話をした。受講した高校生から活発な質問を受け、その熱意に逆に刺激をもらうことになった。その時の話の内容をもとにして第11回と第13回の講義を企画した。さらに、トピックスを増やしていって全15回の構成とした。また、インフルエンザの回では前任の山田先生の名講義を参考にさせていただいた。

　初年度の受講生の中に視力障害をもったＡさん（１回生）がいた。Ａさんのために講義の内容を書き下ろしたものが最初の原稿になった。そして昨年……。新型コロナウイルス感染症の流行のために、前期のすべての講義がオンデマンドになった。講義資料を作成するさいに、最初の原稿に手を入れ新しい知見を加えて改定稿とした。こうして本書が誕生することになった。

　振り返ってみると、一冊の本の誕生の背景に、多くの人との出会いがあったことに改めて気づかされる。高大連携授業を受けてくれて、講義の楽しさを教えてくれた高校生の皆さん（現在、いろいろな分野で活躍されていることと思う）、山田明先生、受講して様々な感想をくれた大学生の皆さん、いつも熱心に聴いてくれて感想をくれたＡさん、前の方に坐って熱心にノートをとってくれていた社会人科目履修生の皆さん（大学生とは異なった立場から、鋭い意見をいただいた）、これから受講してくれる学生の皆さん、すべての人々に感謝する。最後に、制作・出版で大変お世話になったサンライズ出版編集部の皆さんに感謝する。ありがとうございました。

　2021年４月

　　　　　　　　　　　　　　　　　　　　　　　　　　　安原　治

■著者略歴

安原　治（やすはら・おさむ）

京都大学医学部卒業。滋賀医科大学分子神経科学研究センター准教授、同大学解剖学講座准教授を経て、現在、滋賀県立大学人間看護学部教授・副学長。

訳書に、ハル・ブルーメンフェルト『ブルーメンフェルト　カラー神経解剖学』（西村書店、2016）、Ｐ・Ｗ・タンク『グラント解剖学実習』（共訳、西村書店、2009）、著書に、江藤文夫、飯島節編『神経内科学テキスト』（分担、医学書院、2017）など。

人間 vs. 病気　　その出会いと挑戦・克服の物語

2021年 5 月20日　　初版第 1 刷発行

著　者　安原　治

発行者　岩根順子

発行所　サンライズ出版
〒522-0004 滋賀県彦根市鳥居本町655-1
TEL.0749-22-0627　FAX.0749-23-7720

印　刷　サンライズ出版株式会社